実体験に基づく強迫性障害克服の鉄則
（増補改訂）

著
田 村 浩 二

星 和 書 店

Seiwa Shoten Publishers

2-5 Kamitakaido 1-Chome
Suginamiku Tokyo 168-0074, Japan

まえがき

私が強迫性障害を患い、克服してから、早いものでもう十年以上が経過しました。

私は、この病気が治った時に、少しでも同じ病気で苦しんでいる人たちのお役に立てたら、また、参考にしていただければと思い、二〇〇一年十一月に『実体験に基づく強迫性障害克服の鉄則35』（文芸社）という本を出版させていただきました。

当時、何を考えていたかと言いますと、あれだけ執拗で、何かに取り憑かれたような症状や苦しみが医師の力や薬の力なしで改善したこと、そして、自分なりにこの病気の特徴や弱点、対処法などについて、「なるほど」と思えることがいくつかあったので、これはぜひ、他の人にも伝えたいと思ったのです。

うまくいけば、他の人もこの苦しみから脱出することができるのではないかと思いました。

最初は、こんなに読者が限定された本などあまり売れることはないだろう、また、そんなにこの病気の人は多くはないだろうと思っていたのですが、いざ出版してみると、意外に売れ出したのです（あくまでも意外にということで、大いに売れたわけではないです）。

しかも、少し驚いているのは、発売後、十年以上が経過した現在でも毎月平均百冊から二百冊のペースで売れ続けていることなのです。この本はあまり本屋さんには置いていないにもかかわらずです。このような本は、この病気と無関係な人が購入するとは考えにくいので、別の見方をすれば、これだけの人たち（あるいはその家族）がこの病気で苦しんでいるという一つのデータにもなっているのです。

私は、毎月のコンスタントな販売数（この数字は十年以上見事に変わっていないのです）から、この病気に苦しんでいる人は想像以上に多いと日々確信するようになっていきました。潜在的な患者さんも含めますと、もっと多くの人がこの病気で苦しんでいるのではないかと推測します。

この病気の特徴として、自分に起こっている症状が自分特有のものであり、「おかしい」という感覚も持ち合わせているため、誰にも相談できずに一人で悩んでいる、あるいは家族内だけで苦しんでいる人が多いのではないでしょうか。また、この病気の認知度は一般的に低く、こういう病気なんだということに気づく機会が少ないことも治療が遅れる原因になっているのではないかと思います。

この本の出版以来十年以上が経過したこともあり、内容について少し表現を変えたい、加筆

もくじ

第3章　強迫性障害克服の鉄則 37

したい、逆に削除したいなどと常々考えていましたところ、今回、星和書店さんの協力もあり、「じゃあ、改訂版を出そう」ということになり、本書を出版させていただく運びとなりました。なので、これまでと重複している点があるかもしれませんが、強迫性障害の本の中でも本書が初めて手に取る本だという方もおられると思いますし、十年以上が経った今でも重要な項目は変わっていないことから、その点はご理解いただければと思います。

また、本書の出版と併せて、強迫性障害のカウンセリング室のようなものも開設する予定です。詳しくは本書の「あとがき」に掲載しますので、こちらの方もよろしければご活用ください。

皆さんが、少しでも「気持ちが楽になった」、「改善した」と感じていただけることを心より願っています。

強迫性障害は、ひどくなると、人生までメチャクチャにしかねない怖い病気ではありますが、その特徴をよく捉え、正しい行動をとることによって十分に改善する可能性のある病気です。強迫性障害なんかに翻弄されて、人生を無駄に過ごしてはいけません。せっかくの人生がもったいないです。

強迫性障害は、乗り越えれば、本当に何というほどのものではありません。

強迫性障害なんか、ひねりつぶしてやりましょう！

第1章

強迫性障害（OCD）とは、および強迫性障害のメカニズム・フローチャート

◉強迫性障害（Obsessive-Compulsive Disorder：OCD）とは

改めて「強迫性障害とは」なんて、説明が不要な方もおられるでしょうが、簡単に説明しますと、本人にとって嫌な、不快でたまらないイメージや考えなどが頭に浮かぶ強迫観念と、その恐怖や不安を打ち消すために行う強迫行為（儀式的なおまじないのようなものを唱えること、手を

洗うこと、決まった回数、あるいは回数を増やしながら何かをしなければならないこと、何度も同じものを確認すること、謝ること、など）から通常は成り立っています。中には、強迫行為を伴っていないという人もいますが、ほとんどの場合は、強迫観念と強迫行為はセットになっています。

また、患者がこのような症状は非常に不合理であることに気づいている点と、すさまじい苦痛を伴っている点が特徴的なところです。

この強迫観念の内容については、実にさまざまなものがありますが、比較的よくあるのが、確認、不潔、神仏に関するもの、加害恐怖（人に危害を加えたのではないかという思い込み）、人の視線、ものが捨てられない溜め込み（これらの中にはもしかしたら一部、強迫性障害の範疇に入らないものもある可能性もあります）などです。

強迫行為については、確認の場合は、カギがかかっているか何度もドアノブを動かす、ドアを何度も開け閉めする、気になる場所に戻り、気になる箇所を何度も納得がいくまで確認するなど。不潔の場合は、何度も手を洗う、シャワーやお風呂に何時間もかける、片っ端から除菌するなど。神仏に対しては、とにかく謝る、頭を下げる、手を合わせることや、お参りなどの行動を気に入らなければ何度でも一からやり直す、繰り返す、などがあります。

通常は、この強迫観念と強迫行為を繰り返していることがほとんどです。

結論から言えば、「だからいつまでも治らない」ということになります。

つまり、強迫観念が頭に浮かぶことはある程度は仕方のないことなのですが、問題はその強迫観念に対して、相手になり、強迫行為を繰り返してしまうことなのです。これをすることによって、一時的な安心感は得られますが、結局、強迫観念と強迫行為の悪循環から逃れられなくなるのです。

それらを図式化したものを次に掲載しますので、ご参照ください。

強迫性障害のメカニズム・フローチャート　1

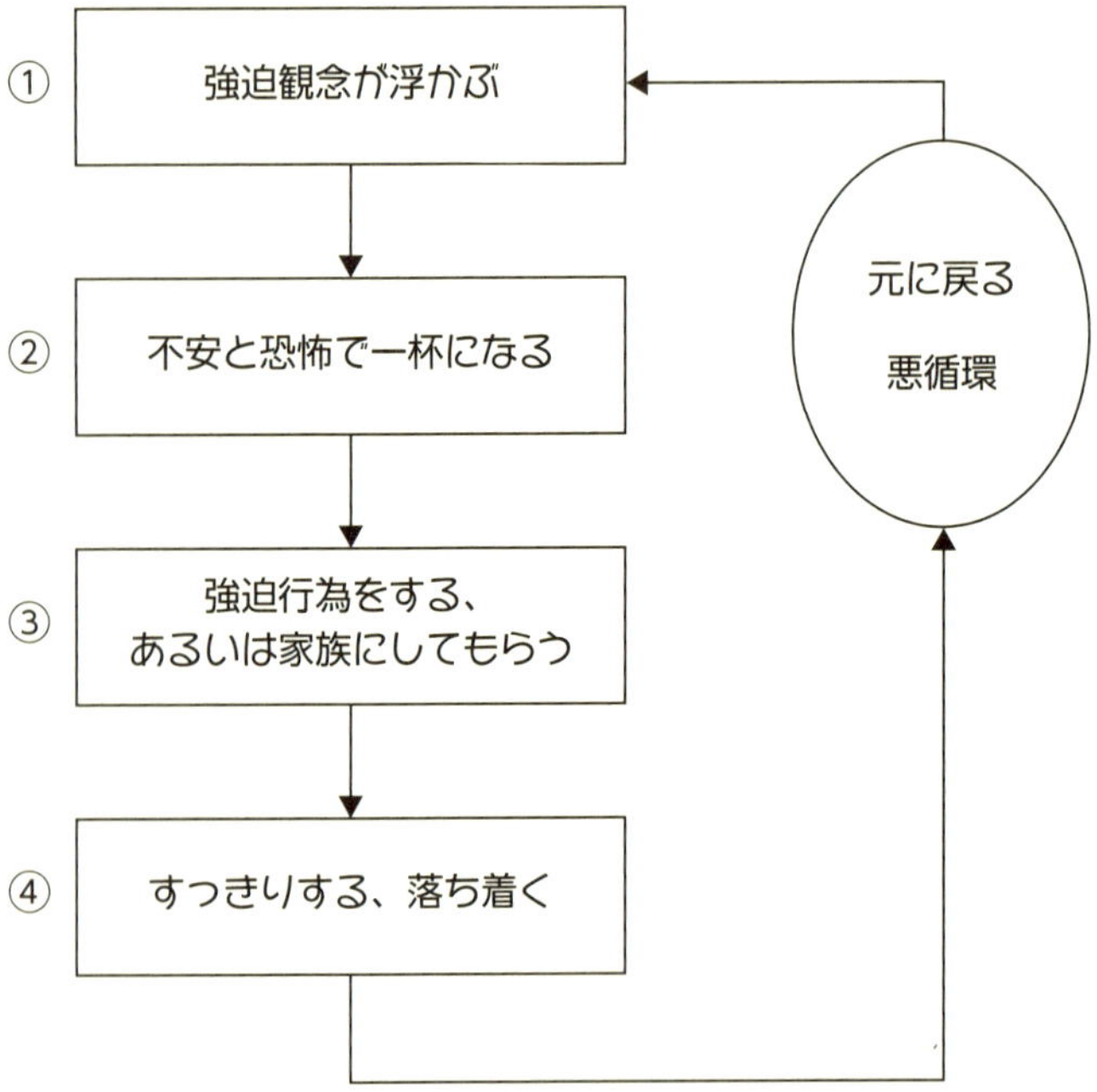

強迫性障害のメカニズム・フローチャート　2

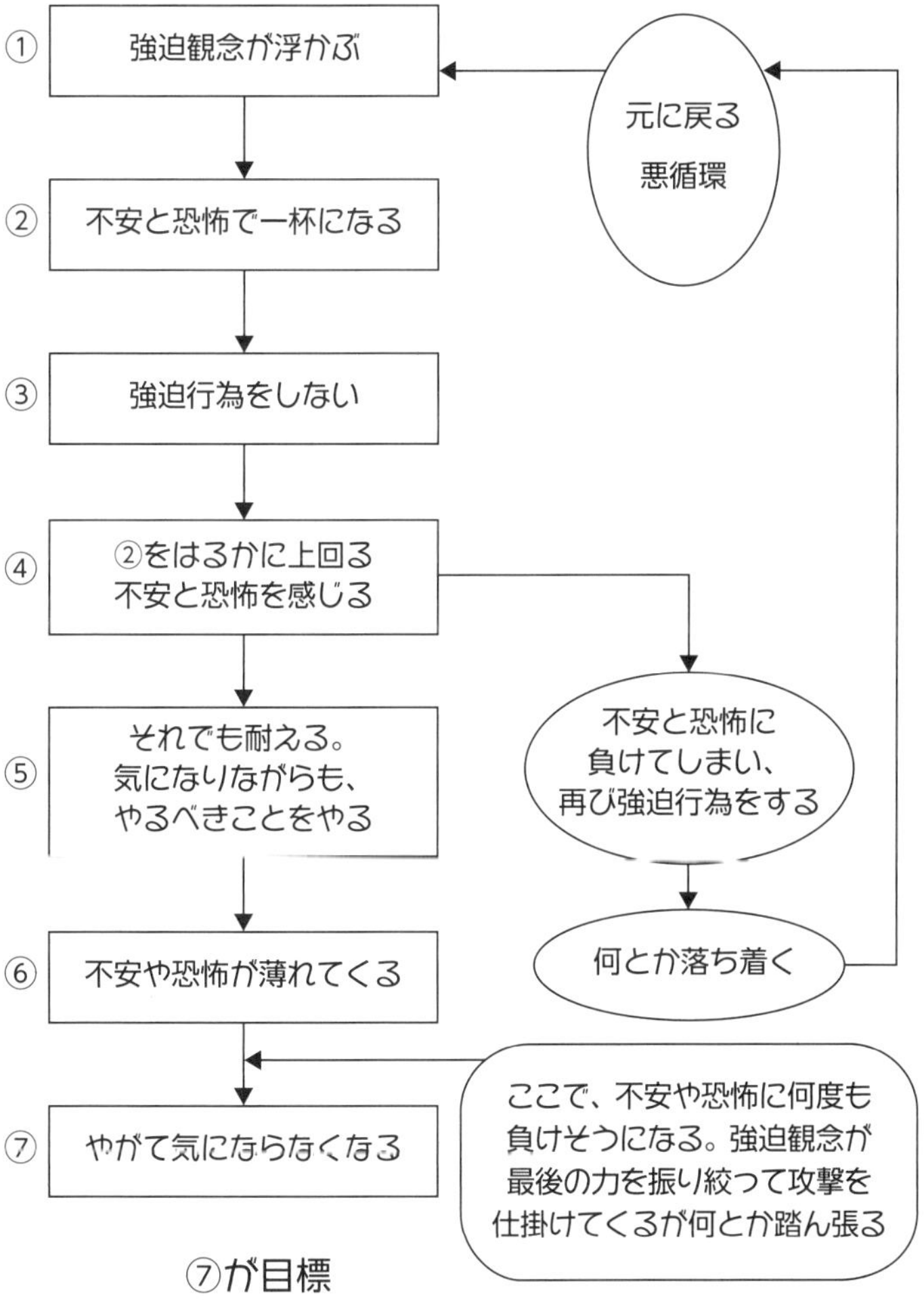

以上、二枚のフローチャートを見てどうでしたか。

一番大きな問題点（箇所）は、二枚目のフローチャートの④から⑤にかけてです。

④の「②をはるかに上回る不安と恐怖を感じる」から、ほとんどの人は右側の「不安と恐怖に負けてしまい、再び強迫行為をする」へ移行し、また悪循環へと戻っていきがちです。

強迫性障害の治療の際、一番難しいのがこの④から⑤の段階なのです。

ここで何とか皆さんに踏ん張ってほしいのですが、私自身、実はこの段階において、発作やけいれんを起こすほど苦しんだ経験があるので、どうしても無理してやってくださいとは言いづらいところがあり、そこが相談を受けていて一番難しいところでもあります。

想像を絶する苦痛と戦わなければならないからです。

しかしながら、一方で、ここを通らずしてこの病気から解放されるとはとても思えないのも事実です。相談者からも、「何かスパっと治る方法はないのですか？」と訊かれることがありますが、少なくともそんな魔法のような方法を私は知りませんし、たぶん存在しないと思います。

例えば、ただ毎日何をするわけでもなく、ひたすら薬を飲み、相変わらず強迫行為をしている、これではいつまで経っても良くなるはずがないと思いますし、仮に一時的に良くなってもまた再発する可能性が高いと思います。もちろん、薬の効果を全面的に否定しているわけではありません。自分が薬によって治ったのではないため、薬についてはあまり深く語れないのです。

このフローチャートは単純な図ですが、二枚を見比べてみてください。

その時その時に、自分は今どの段階にいるのか、そして、どう行動すればどっちの方向に向かっていくのかを再認識していただければと思います。通常は、この逆時計回りの輪をぐるぐる回っているものと思われますが、目標はこの悪循環をどこかで断ち切ることなのです。

そうすれば、最初の「強迫観念」の箇所に線が戻らないようになり、やがてはそれが気にならなくなっていきます。

第2章 強迫性障害の症例

この章では、五つの症例を紹介したいと思います。

症例1から3までは、私にメールや手紙などをくださった相談者のこと、4と5については、私の体験談です。相談者の症例については、本人の承諾を得ていますし、本人を特定できないように記載しています。

これらはさまざまな強迫性障害の一例にすぎませんが、参考にしていただければと思います。

◉症例1：Aさん（二十八歳、男性）

これは、私がごく最近メールのやりとりをするようになったある不潔恐怖の相談者の症例です。初めの頃は、一回に送られてくるメールの量があまりにも多かったので、正直読むのにかなり苦労しました。途中からは一回のメールの量を減らしてほしい、もしどうしても多くなりそうなら、何回かに分けてくれてもいいから、と伝えました。それから減ったとはいえ、依然多いので再度同じことを伝えると、何とか一回に読めるくらいの量に収まるようになりました。

メールを開けた瞬間、膨大な量の文字数を見ると、正直読む気が失せるのです。最初はどういう症状で、どういう人物かを知るためには、ある程度のボリュームは必要なのですが、毎回となると正直きつかったというのが本音です。

本人は必死に内容を事細かく伝えたいがために、一つずつ詳細に現場の状況などを書いてこられるため、どうしても量が膨大になってしまうのだと思うので決して理解できないわけではありません。

また、本人は毎回違う内容と捉えておられるのかもしれませんが、私からすると、毎回内容はほぼ同じなのです。気持ちはわかるのですが、大事なことはそんな枝葉末節のことではなく、もっと根源的な部分にあり、そこをどうにかしない限り、いつまでも同じことの繰り返しだという思いもありました。

でも、彼は真面目で誠実な性格です。それに非常にセンシティブな性格です。逆に真面目すぎて、このようなこだわりによる不潔恐怖となってしまったような気もします。また、お母さんがやや潔癖症だということも少なからず影響しているのではないかと思います。子どもの頃から汚い場所を指定されたり、着替えの仕方などを決められたりしていたようです。例えば、駅やスーパーなどの柱は汚いので、もたれてはいけない、など。

現在の彼の主な不潔の対象は便や尿です。

きっかけは、大学一年生の新入生歓迎会の時の居酒屋で、入れ替わり立ち代わり、座敷からトイレに皆が行き、また帰ってきて普通に座敷に座る、このことをAさんは普通のこととして捉えることができなかったのです。トイレに行って帰ってきた人が自分に触れるかもしれないから、そのまま自分と同じ座敷に座ったり歩いたりすることに嫌悪感を感じたそうです。

しかも、嫌悪感はその場だけでは済まずに、そこにいた人たちが帰宅後、衣服を洗濯するのか、カバンはどうするのか、などといったことまで心配したと言います。

Aさんはそんな心配で頭が一杯になり、その後の友達との約束を反故にして、急いで帰宅し、着ていた衣服をすべて洗濯し、お風呂に入りました。

でも、そこからが大変。なぜなら、Aさんの中では、自分は綺麗になってもその居酒屋にいた全員がもうすでに汚れてしまっているために、それ以降、大学で会うことやすれ違うことも怖くなってしまったのです。友達が座った椅子や教室の番号を記憶するなどの監視行為が始まり、教室のドアや辺りの手すりなども間接的に汚れてしまった感じを持ちました。彼の心の中では、友達が持っているカバンや友達が触った手すりなどは、居酒屋の便や尿と同等の汚れを感じさせるものになってしまったのです。そうして、学内でも徐々に一人で過ごすことが多くなっていきました。

また、彼は小便器からの尿の跳ね返りも非常に気にしていて、自分の尿が跳ね返るという感覚だけではなく、便器には他人の尿もおそらく付いているであろうから、他人の尿も一緒に自分の衣服に跳ね返ってくるという感覚を持っていました。

ある時は、友達の車に乗っていて、尿意をもよおし、近くのコンビニで用を足した際に上記のような感覚に襲われたために、その車を運転していた友達まで避けるようになりました。自分が用を足した後にその車に乗ったから、車も友達も汚れてしまったという理論です。

それから彼は大学を卒業し、引っ越すことになるのですが、この頃から他人のズボンのチャック付近に付いている汚れやしわなど、見えるものすべてを尿ではないかと思うようになり、症状は悪化していきました。

これだけ尿に敏感になっている人ですから、ある日たまたま見てしまった他人の路上での立小便に過剰な反応を示してしまいます。それから数日が経過した日にそこを通りかかった人まで汚いと思い、あれから雨が降って、汚れが流されているだろうかといった細かいことまで考えるようになりました。以降、道端で背を向けて立っている男性を見ると、すべての人が立小便をしているのではないかとまで思うようになったのです。

彼はとうとう決心して、心療内科の門をたたきます。しかし、そこには十回程度通ったらしいのですが、思うような医師の反応や治療効果が得られずに止めてしまったそうです。

人にわかってもらえない苦しみを抱えながら、彼は二十代のほぼすべてをこのような状況のまま過ごしました。

彼だけに限らず、不潔恐怖は、子どもの頃はあまり気にもしていなかったことが、年を重ねるごとにどんどん悪化していくパターンが多いように思います。後述しますが、これは、たぶんに衛生に関する意識が発達してきたり、知識が豊富になってきて、目に見えないものまで汚いといった意識が出てくるからだと思います。

彼はまた、自分が気になる特定の場所について、そこの管理者に事情を説明し、清掃を依頼したことがあるとも話してくれました。普通では考えにくい行動ですが、とにかく自分を安心させるためなら、彼らはこういった極端な行動も起こします。私の前の本、『強迫性障害・聞きたいこと知りたいこと』（星和書店）に書いた、交通事故を起こしたかもしれないという疑念から、警察署にまで確認をしに行った人と同じです。それは、自分でもやりすぎているという感覚も一方でありながら、不安で仕方がないためにできることは何でも必死になってやろうとする傾向のあらわれなのです。他人からどれだけ変に思われようが、自分の気持ちを安心させることの方を優先してしまうのです。

彼が困っていることは、自分の所有物は、洗ったり、極端な場合は捨てたりすることもできますが、他人のものまでは、同じようにするわけにはいかないので、どうしてもその人たちを避けてしまう、結果的に孤立してしまうということです。

このような状態ですから、当然仕事にも支障が出てきます。会社のトイレが汚いと思えば、そこで働く従業員も汚いとなり、非常に居辛くなってしまい退職してしまう。新しい会社の面接に行くも、そこのトイレが気になり、自分から就職を辞退するといったようなことを繰り返していましたので、私はそこを避けてもその感覚では次もきっと同じことになるよ（このセンシティブな感覚が絶対また何かに気づいてしまう）といった話をしました。

そんな彼から最近送られてきたメールを以下に紹介します。

今は何とかできることをやっていこうと思っています。それは、家族や、日頃相談にのってくれる数少ない人たちの言葉を信じ、それに症状の回復という形で報いなければいけないと思うからでもあります。

新しい職場での四日目が終わりました。今のところ、以前なら気になったことを極力気にしない、考えない時間を作る、あえてそのまま洗わず過ごす、などを実践しています。

正直、ふとフローリングに何か白いもの（その白いものを何とみなしておられるのかは不明ですが）が見える時もありますが、そこで終わりにして、間接とかも極力考えず、あと、最悪嫌な気持ちになったら自分の手を洗ってそれで良しとしています。

こういう前向きな内容のメールをいただいた時は正直私もうれしい気持ちになります。Aさんの場合、尿や便に対する恐怖は相当根深いようなので、一朝一夕にはうまくいかないかもしれませんが、上記の本人発言にもあるように何とか頑張っていってほしいと願っていますし、これからもできることはお手伝いさせていただこうと考えています。

◉症例2：Bさん（五十七歳、女性）

この相談者は、いくつかの症状を併せ持った方で、この方も最初は心療内科を受診しておられます（学生時代にお母さんに連れて行かれた精神科は別として、自らの意思で行ったという意味で）。その時は強迫性障害だとは知らずに受診したのですが、たまたま待合室に置いてあった小冊子により、自分がこの病気なのだということに気づいたそうです。

自分が病気であること、また、どのようなカテゴリーに属する病気なのかを認識できた時に少し気持ちが楽になることがよくありますが、この方もその時はうれしかったと言っていますし、病気なら治せるとも思ったそうです。

それまでは、どちらかというと、自分の性格的なものなのかと考えていたみたいです。

私は、彼女とのメールのやりとりで、彼女の現在の症状は、お父さんからの遺伝的な要因やお父さんの彼女への接し方などが大きく影響しているのではないかと思いました。お父さんは少し高圧的な性格をしていたようで、お母さんとの喧嘩も絶えなかったそうです。

彼女がまだ小学生の頃、二階へ上がる階段の端を踏んだという理由で急にお父さんが怒りだしたということからも、もしかしたらお父さんも強迫性障害っぽいところがあったのかもしれないと私は思っています。

中学時代は、担任の男性の先生に嫌悪感を抱き、その先生を避けるようになり、先生が側を通っただけで息を止める、手を洗いに行くなどの行為をしていたようです。

そんな彼女の姿を見ていたお母さんが心配をされ、親子で精神科を訪ねました。帰宅後、お母さんがお父さんに、お父さんが階段の端を踏んだ際に怒ったことなどを精神科で話したと言うと、お父さんは「また病気を親のせいにしやがって」と激怒したそうです。

そんな彼女の症状を簡単に言いますと、

- ものの隅っこを触らないと気持ちが落ち着かない。
- 何をするにも常に数を数えながら行動する。
- 施錠やガスの元栓が閉まっているかどうかの確認を何度もする。
- 郵便物を封筒に入れた後、何度も封を開けて確認してしまう。
- エレベーターのボタンやドアノブ、つり革、手すりなどは素手で触れない。
- 外食した際、料理人の怪我や病気、食器やテーブルの清潔さが気になる。
- 喫茶店などでは、砂糖壺に毒物などの異物が入っていないかどうかが気になる。

- スーパーでは、カートや買い物カゴが汚れていないか、食品が汚れていないか、特に血液がついていないかなどが気になる。
- 人混みでは、誰かが咳をすると、ウイルスに感染するのではないかと気になり息を止める。
- 病院に行けば、看護師が不潔なことをしないか心配になり、動作をチェックする。
- 仏壇に一日一度は座って拝まないとバチが当たるようで仕方がない。
- 不吉な考えが湧き出すと、その考えが消えるまで次の行動ができない。
- 常に身体のどこかが悪いのではないかと疑ってしまう。
- 大声や地震に対しては、異常に反応し、恐怖心から動悸が起きる。

不潔恐怖に確認強迫、それに涜神（神を冒涜するという意味）恐怖も加味されて、主要な強迫症状がすべて盛り込まれているといった感じです。

このような彼女が、たまたま書店で私の本を見つけてくださったそうです。

以下は、彼女自身の言葉です。

書店で田村さんの本を見つけた時は、本当に救われた気持ちでした。

強迫性障害は、立ち向かわず、無視するのが一番の方法なのだという言葉はとても印象的でした。人は執着すると、それに追いかけられると言いますが、本当にその通りだと思います。

心が不安定な時は、必ず本を開いてみます。本はいつも大丈夫だからと教えてくれます。本当に落ち着きます。

田村さんの本の中で常に心の支えにしている三つの鉄則があります。「かすかながらでも大丈夫ではないか、なんとなく大丈夫ではないかと感じたら大丈夫である」、「気にするから気になる」、「同じところ（気になる箇所）を何度も見てはいけない」の三つです。

これは、日々襲ってくる不安を振り払うのには本当に支えになりました。克服された方の言葉だけに、素直に納得でき、受け入れられました。五十年以上付き合ってきた強迫性障害ですから、そんなに簡単に克服できるとは思いませんが、もっと楽に楽しく生きられるように、自分なりに頑張りたいと思います。

◉症例３：Ｃさん（五十五歳、女性）

Ｃさんは、通勤途中に何度か犬の糞が踏まれた跡を見て、道路は汚いと思うようになったことがこの病気になるきっかけでした。道路に敏感になったCさんは、自分の持ち物を落としてもいないのに落としたのではないかとか、その落としたかもと思う持ち物をバッグに入れたからバッグも汚いのではないかと思うようになりました。

この病気の特徴として私がよく言う、「状況を自分に不利なように解釈する」、「うーん？と考えてしまうと間違った答えを導き出してしまう」といったことがこの場合も当てはまるのですが、落としたかな？　落としていないかな？と悩んでしまうと、絶対に落としたという結論になってしまうのです。最初は、いや、落としていないかもと状況を少し押し戻せたりするのですが、すぐに疑念が湧き、最終的にはもう落としたということになってしまうのです。

こういう場合、大切なのは、迷ったら、大丈夫だと自分に常に言い聞かせ続けることです。これは意識してやらなければ、絶対にウソの囁き（強迫観念）に負けてしまうからです。

持ち物やバッグを汚いと思い込んだCさんは慌てて家に帰り、お風呂に入り、シャワーを浴び、バックの中まで洗ってしまう。それで彼女はバッグを三個もダメにしてしまいました。やがて洗浄の対象はどんどん拡大していき、お金まで洗う、それも硬貨だけではなく紙幣まで洗うことに。本人から聞いたのですが、紙幣を洗っても結構破れないそうです。

彼女は、仕事中も何度も手を洗いに行くようになり、仕事にならず、悩んでいたところ上司が異変に気づいてくれ、心療内科の受診を勧めてくれたそうです。そこでは薬を処方されたのですが、すぐには効果は現れないので、依然として何時間もお風呂に入り、汚いと思うところは必死になって拭き、一方で洗濯物は溜まり放題、ご飯も食べずにクタクタになるまで強迫行為を続けていました。

どうにもならなくなったCさんは入院治療に踏み切ります。

その頃のことを以下、ご本人に語ってもらいました。

入院してまもなく、弟の嫁が田村さんの『実体験に基づく強迫性障害克服の鉄則35』を買ってきてくれて、何度も何度も読みました。そして、藁をもつかむ気持ちで、どうしても気になっていることがあるのです、と田村さんに手紙を書きました。

すると携帯にメールが届きました。本当にうれしかったです。大丈夫だよ！と言ってくださって、あー大丈夫なんだ、よかったって思えてほっとしました。

それからもいろんな不安なことに、何度も何度もメールで大丈夫だよ！と言ってくださり、励ましてくれました。本当にありがとうございました。いくら感謝しても足りないです。

この時は半年で退院されています。

しかしながら、症状は一時的に治まっていたものの、徐々にぶり返すようになり、リバウンドのように悪化し、再び入院することになりました。この頃は、彼女の状態を間近で見ていたお母さんがうつ状態になられたそうです。

この時の主訴は、院内のお風呂に行く際に、着替えを落としたんじゃないかという思いから、看護師さんに新しいものと替えてもらう、夜中にトイレに裸足で行ったのではないかという思いからシーツも交換時期ではないのに交換してもらうなど、やはり床が汚い、その床に落としたものや自分の足が汚れているというような内容でした。

この時のことをCさんは以下のように語っています。


この二度目の入院の時に田村さんの『強迫性障害・聞きたいこと知りたいこと』と『強迫性障害は治ります』を弟の嫁に購入してもらい、また何度も読み、両親にも読んでもらいました。

私は、また田村さんに迷惑だろうなと思いつつも何度もメールをしました。大丈夫だよ！と言ってもらわなければ、気持ちが落ち着かないというか、もう自分が自分でない、どうしたらいいの？　誰か助けてって感じでした。

そんな私に田村さんは、温かく救いの手を差し伸べてくれました。

いつもいつも、私のバカげた強迫観念に大丈夫だよと言ってくださいました。

おかげで私も徐々に気持ちが落ち着き、あーこれではいけない、いつまでも田村さんに頼っていては良くならないと思うようになり、自分なりに強迫観念が浮かぶのは仕方がないから、大丈夫だと思えればそれでいいし、どうしても気になる時は、強迫行為をしてもいいじゃないか！　そして少しずつ強迫行為を減らしていけばいい、そう思うようになりました。

両親も最初は半狂乱になっていましたが、田村さんの本を読んで、強迫性障害という病気を理解できるようになり、私の気持ちもわかってくれるようになりました。

本当に、私も両親も田村さんの三冊の本とメールで救われました。

もし田村さんの本を読んでいなかったら、もしメールでの励ましがなかったら、私も両親もどうなっていただろう？　と思います。後になって、なんてバカげた強迫観念に振り回されていたのだろう！　と思えますが、その時は必死です。自分だけでは、何が何だか訳がわからない、いくら入院して薬を飲んでも、強迫観念って言葉すらよくわからない、病気なの？　それとも私が変なの？　と思いました。田村さんの本を読んで、やっと私はこういう病気なんだ、他にも私のような人がいるんだとわかりました。

二度も入院して、もう職場復帰は無理かもしれないとも思いましたが、半年後に退院でき、職場復帰もできて、気になりながらも何とか仕事に行けました。

退院後も回数は減っていましたが、田村さんにはメールでいろいろ聞いていただき、いつも親身になって助けていただきました。

強迫観念は今でも、軽いものですが浮かぶことがあります。でも、大丈夫、大丈夫と自分に言い聞かせて頑張っています。気になる時は、気休めに拭いていますけど。

入院して、薬を飲んでいただけでは、こんなに早くは良くなっていなかったでしょう。田村さんの本を読んで、強迫観念とは間違った思い込みである、それがわかり、自分も強迫観念の相手にならないという努力をしなければ駄目だとわかって頑張ろうと思えました。

一番は田村さんがメールで大丈夫だよと言ってくださったことです。

二度目の入院の時に、強迫性障害の患者さんが入院してきました。その患者さんに主治医が『実体験に基づく強迫性障害克服の鉄則35』を読んでみては？と私が病院に寄付した本の一部をコピーしてくれたそうです。

何人かの看護師さんも読んでくれました。今まで強迫性障害の患者さんがいなかったらしく、強迫性障害がどのような病気なのか、強迫観念がどんなに怖いかをわかってくれました。

この本は田村さんのさまざまな強迫観念を元に書かれていますので、自分に当てはまる病状が見つかります。

そして自分だけではないんだ！とわかります。

読んだだけで実行しなければ何も変わりませんが、実行するのはとても勇気がいるし、やっぱりできないと思う時もあります。でも頑張ってみようかな！って思えます。

◉症例４：恐怖の仏壇掃除

これは、私が二十代の時の体験談です。

私は、母親を十九歳の時に亡くしたため、それ以来、毎月一回月命日の日には必ず仏壇を掃除するようにしていました。しかし、この仏壇掃除がやがて、月命日の日が近づくと恐怖を感じるほど苦痛なものへとなっていったのです。

なぜかと言いますと、仏壇の掃除と言っても普通の掃除の仕方とはかけ離れたやり方をしていたからです。普通なら、全体的に布や布巾、棒状の掃除用具のようなもので、ささっと拭いて終わりになるところが、私の場合は、仏壇のありとあらゆるところについて異常なまでに神経をとがらせて丁寧に拭かなければならなかったのです。なぜなら、仏壇には何か「特別な力」があると思っていたため、変な、あるいはいい加減な拭き方をすると、なんとなく後でバチが当たるのではないかという恐怖心みたいなものがあったからなのです。

ですので、仏壇の大まかな部分については、通常メガネを拭くような布で拭いていたのですが、ご本尊や位牌、掛け軸といったような大切に扱わなければいけないようなものについては、そんな使い回しの布きれで拭いてはダメで（使い回しをしているということは、すでにこれまでに拭いたという事実があるからです）、使い捨てができるティッシュペーパーを使用していました。

もちろん、ご本尊を拭いたティッシュペーパーで続けざまに位牌や掛け軸を拭いたり、一つの位牌を拭いた後でもう一つの位牌や掛け軸を拭くと後の方に対して失礼だという思い込みがあり、それぞれに一枚ずつティッシュペーパーを使っていました。

したがって、一回の仏壇の掃除にティッシュペーパーを何枚も使用していましたし、仏壇の掃除が始まる前にいつもボックスティッシュを側に置いていましたが、仏壇掃除の前にボックスティッシュを持っている自分がどこか変だなという感覚は働いてはいました。

自分でも一枚ずつティッシュペーパーを使用することはもったいないと思う理性は働いていましたが、強迫観念の方が強く逆らえないでいました。時には、その拭き方が気に入らないと、また新たなティッシュペーパーを箱から引っこ抜き、一つの位牌なら位牌に何枚もティッシュペーパーを使うこともありました。「もったいないなあ、何枚使ってんねん」と自分でも冷静な判断による突っ込みを入れてはいるのですが、いかんせん、そんなことよりも、綺麗に（あくまでも自分が思い込んでいる綺麗）しなければいけないという気持ちの方が勝っていて、どうすることもできませんでした。

中でも一番困ったのは、その拭き終わったご本尊や位牌を元に戻す作業でした。この時が一番神経をすり減らす時だったのです。

ご本尊は、仏壇上部の中央に位置しており、拭いた後に元に戻そうとするのですが、その際気になって仕方なかったのが、ご本尊の顔がこちらに向かってきっちり真正面を向いた状態で置かれているかどうかということでした。対称性にこだわる強迫性障害の一例です。

そこで、何度も右に左にと微調整を繰り返し、少し右向きかなと思い、左に向きを変える。すると今度はやや左に傾いているように思え、右に向きを変える。こんなことを延々と繰り返すようになったのです。

後で考えれば、それは自分の気分だけの問題で、いくら真っ直ぐにしていても、何となくどちらかに傾いているように見ようと思えば見えてしまうものだから、永遠に終わらないのは当たり前のことだったのですが、その時は焦燥感も手伝って、「やばい、いつまで経っても、何度やっても真っ直ぐにならない」と真剣に悩んで、仏壇の前に長時間居続けて発狂しそうになっていました。

ご本尊だけでそれだけの労力を使わなければいけないのに、それが終わったら今度は位牌です。位牌についてもご本尊同様、その置く位置にこだわりがあり、こちらもミリ単位で微調整をして時間をかけて何度も置き直していました。その際、あまりベタベタ触りすぎると今度はまたティッシュペーパーで拭かなければいけません。本当に気が遠くなっていきました。

掛け軸も同じで、掛け軸は上からぶら下げてあるような状態なのですが、それも縦のラインが垂直になっていなければならず、ひたすら微調整を繰り返していましたので、本当に時間はかかるわクタクタにはなるわで大変だったのです。こんなことをしていたため、いつしか私の仏壇掃除は、やる前から異常なほどの恐怖を感じるものになっていきました。

でも、だからといって仏壇掃除を止めたら、それはそれでまたバチが当たるかもしれないという思いがあり、止めたくても止められなかったのです。

本当に、この仏壇掃除は、私にとってはきつい作業でした。

でも不思議なことに、この仏壇が置いてある実家を離れ（このことが理由で家を出たわけではありません。それは他の事情からです）、この仏壇がないところで生活をするようになってからは、あまり気にならなくなったのです。その理由の一つは、第3章の鉄則12「神仏はバチなど当てられない」に書いています。たまに実家に帰った時は、やっていたような記憶がありますが、でもその回数は格段に減ったのでずいぶんと楽になりました。

仏壇がないところに行ってしまえば、やろうにもできないのだから仕方がないという不思議な割り切りと、鉄則12に出てくる義兄の一言により、この恐怖の作業から解放されるようになったのです。

現在住んでいる家の中にも仏壇はありますが（ちなみに仏壇、仏壇と言っていますが、元々家が仏教徒、それも全然熱心ではない仏教徒だったため、母親が亡くなった時に仏壇を購入しただけで特に仏教を信仰していたわけではありません。今でも私は無宗教で一切の宗教を信じていませんが、これはあくまで個人的見解です）、以前のようなというか、掃除すらほとんどしていないのが現状です。

今では、当時バカなことをしていたなと思いますし、仏壇だけに限らず変な位置合わせや掃除はしていません。その背景には、ご先祖様はそんな掃除の仕方を望んでいないという冷静な判断があるからだと思います。もっと言えば、本当にご先祖様が仏壇やお墓にいるかどうかすら「どうなのかな？」と感じています。この辺がまた私の理屈っぽいところなのですが、仏壇にいるのなら、なぜお墓詣りをするのか、もし両方にいるというのなら、仏壇を拝む時は仏壇にいて、お墓参りをする時はお墓の方に移動するのかといったことを素朴に感じてしまうのです。お盆にはご先祖様が帰ってくるからといって、仏壇にナスなどで作った乗り物のようなものを置いたりしますが、では通常はいないの？　とか、とにかく現実的に考えてしまうところがあります。

また、子どもが小学校に上がった頃に、もうそろそろサンタさんなんていない、実は親がプレゼントを買っていただけなんだよと言って、現実を子どもに伝えた方がいいんじゃないかと進言したところ、妻から猛反発を食らったこともあります。「あなたはなんて夢のない人なの。全然子どもの気持ちがわかっていない」と。

それに、いまひとつピンとこないのが、ご先祖様といっても、私は自分の父親は知っていますが、その父の本当の父親、つまり私の本当の祖父は一度も見たことがないですし、私の父も実の父親を見たことがないと思います。と言いますのは、私の父はまだ子どもの頃に養子に出され、本当の父親はどこへ行ったか定かではなく、母親は再婚し、その再婚相手の男性に後に私の父はひどい扱いを受けたそうなのです。ですので、私の現在の性、田村というのは、私の父が養子に出された先の性なので、いまいち自分の先祖といってもピンとこないのです。

でも、私の父を育ててくださった方ですし、感謝の気持ちは持っています。と言っても、父は子どもと言ってもいい年頃からあちこちに丁稚奉公に出され、ずいぶんと苦労したようです。それに一時期、実の母親のところにも戻っていた時期があったようで、先ほども言いましたように、その時に母親の再婚相手の男性からひどい扱いを受けていたようです。

ご飯を食べる時も、実の母親とその再婚相手、その間に生まれた子どもは一つのテーブルを囲み食事をするのですが、私の父だけ離れたところで一人で食べていたそうです。しかも、すき焼きの時などは、離れて一人食事をしている私の父のところにはお肉は一切運ばれてはこず、野菜ばかりを食べさせられていたという話を聞いたことがあります。

少し話が脱線しているのは承知していますが、もう少しお付き合いください。もしかしたら、私の宗教観、仏壇やこの後のお墓のことにも、あるいは私のパーソナリティの形成にもこれらのことが影響しているかもしれないからです。

そういう経緯があるため、私の母親は生前、その男性（私の父の実母の再婚相手）に一切会おうともしなかったですし、よく恨み言のようなことを言っていたのを覚えています。母はそういうことが許せない人でした。

それでも私の父は、人がよいというのか、なんというのか、恨み言一つ言うわけでもなく、淡々とそういう話をしていましたし、その義父と実母が眠るお墓にもお参りに行っていました。

私の父は頼りない人でしたが、そういう優しい面を持った人でした。

私の仏壇掃除に話を戻しますと、今振り返ってみれば、当時は自分の勝手な思い込みから、自分の気持ちをただひたすら「納得」させんがために必死になってやっていただけだったと思います。

誰もそんなことを望んではいないのに。

仏壇と同じようにお墓にも、一時期、困っていたことがありました。

私は、よくお墓に対しても謝っていました。それもどちらかと言えば、自分のところのお墓ではなく、他人様のお墓にです。なぜかと言いますと、自分のところのお墓を掃除する際に、私の父が平気で隣や向かいのお墓の敷地内に持ち物を置いたり、たまたま私のカバンが触れた（当たった）ような気がしたりしたからです。私は人に気づかれないように、ひそかにそのお墓に向かって謝っていました。

また、ふと見たお墓の前で何か不謹慎なイメージが浮かぶと、その時も謝っていました。ですので、仏壇同様お墓参りも一時期億劫になったことがありました。

当時は、仏壇やお墓をはじめ、お守りにまで謝っていました。たまたま電車やバスに乗り合わせた子どもがカバンにお守りを付けていて、その子が隣に座った時にそのお守りが私に触れると謝らなければならない羽目になる可能性があるので、ビクビクしながら当たらないように避けていたこともありました。

皆さんも、仏壇の掃除とは違っても、自分の思い込みによる間違った思いを解消しようと血眼になっておられないでしょうか？

今一度、冷静に考えてみてください。

◉症例５：テレビに向かって謝っていた

これも私の症例です。

私は、横になって（いわゆる寝ころがって）テレビを見るのが好きなのですが、通常テレビを見ようとして横になると、テレビに足を向けるような形になると思います。ある時、私がテレビを何気なく見ていると、お寺のシーンが出てきました。私は一瞬ドキっとして、「ヤバイ、お寺に足を向けている、これは失礼に当たる」と思い、そのお寺の映像が映っているテレビに向かって謝りだしたのです。

もちろんそのままの格好で謝っては失礼なので、改めて正座し、ピンと背筋を伸ばして気が済むまで謝らなければならないのです。ここがまた実に面倒くさいところで、普通に謝ったのでは強迫観念が許してくれないのです。強迫観念は、いつも実に意地悪で、こちらが極限までクタクタになるようなことを命じてくるのです。

テレビに向かって謝るなんて、なんてバカげたことをしているんだという思いも頭の中にはあるのですが、怖さのあまり、「謝れ」という強迫観念の声に負けてしまい、ただひたすら正座して謝っていました。

しかしながら、私は「最初の強迫行為は地獄の一丁目の入口」と勝手に名付けているのですが、この時もそうで、一回やると最後、その時は何とか鞘に収まってもまた次に同じ場面に遭遇すると同じ行為をしなければならなくなったのです。

もうおわかりですよね。なぜ、次も謝らなくてはならなくなったかを。そうです、最初に一回謝ってしまったからなのです。

その時に、「謝れ」→「謝った」→「すっきりした、あるいは気が済んだ」という方程式が頭の中でできあがってしまったからなのです。なので、次に「謝れ」→「謝らない」という選択をすると、「すっきりしない、怖い、不安」となるのです。だから、気分の落ち着く最初の方程式に従った行動をとるようになるのです。

でもさらに怖いのは、そういうことを繰り返しているうちに、その謝り方がより複雑になり（強迫観念が、「そんな謝り方でいいのか？　まだまだダメだ、やり直し」などと言ってきたりするのです）、回数や時間が増えていく可能性があることです。

これも強迫観念の一つの特徴だと思います。回数を重ねれば重ねるほど、より症状が執拗になり、重症化していく可能性があるのです。そういう意味では、早い段階で「断ち切って」しまうことが大切なのです。

今なら、テレビに向かって謝るなんて、なんてバカバカしいことをやっていたのだと思えるのですが、その時は真剣で、必死になって謝っていました。とにかく怖かったのです。その時の自分の失礼な姿勢がテレビを通じてお寺に伝わり、バチが当たる、などと本気で考えていましたから。

強迫性障害の真っ只中にいる人は、実に非現実的なことを真に受けて、真剣に悩んでしまうのです。とにかくその時は、生きるか死ぬかの大きな問題のように思えるのですが、治ってみるとなんでもないということに気づくようになります。

謝っている最中でも、薄々「おかしい」とはどこかで思っているところもあり、正しいのはその薄々感じている「おかしい」という声の方なのですが、どうしても恐怖心に負けて強迫行為を繰り返してしまいます。

しかし、一歩立ち止まって、そのひそかに囁いてくれている力弱い声に耳を傾ける、その声に従った行動をとることが大切なのです。

第3章 強迫性障害克服の鉄則

◉鉄則1：強迫観念の言っていることは真っ赤なウソである

強迫観念は、実にさまざまな方法で私たちを苦しめるようなことを言ってきます。文字通り、おどし（強く迫ってくると書きますし、脅迫とは違いますが）、迫ってくるのです。「トイレが汚れているぞ」、「手が汚れているぞ」、「カバンが汚れているぞ」、「道が汚れているぞ」、「バチが当たるぞ」、「カギが開いていて、泥棒に入られるぞ、現金や通帳、権利証など大事なものが奪われるぞ、寝こみを襲われるぞ」、「ガス栓が開いていて、火事になるぞ、爆発するぞ」、「人をひいてしまったかもしれないぞ」、「みんながお前のことをじろじろ見ているぞ」などなど。

しかし、これらはいずれもすべて相手になるような観念ではなく、ただの強迫観念（ウソであり非現実的）なのです。中には、防犯のセコムをしているにもかかわらず、カギの確認がなかなか止められない人もいます。

普通に脳が「手が汚い、汚れた」と感じるのは誰にでもあることですから、手を洗うことは別によいのですが、一回洗ったにもかかわらずまだ綺麗になっていない感じがして、再び手を洗いたい衝動に駆られるのは強迫観念です。

これは実際には必要のない脳からの間違った信号なので、従ってはいけません。

「バチが当たるぞ」という強迫についても、実際にはバチなんか当たりませんし、たとえ一晩くらい玄関のカギが開いていたとしても泥棒に入られる可能性は極めて低いのが現実ですし、「人をひいてしまったかもしれないぞ」という強迫についても同じく実際はひいてはいないのです。もし本当に人をひいたり、はねたりしていたら、音や感触で絶対にわかります。知らなかった、気づかなかったというのはひき逃げ犯の言い訳です。だから、そんなウソの囁きの相手になってはいけません。

しかしながら、強迫観念はこちらの心に疑念を植え付けるのが実にうまい。本当はウソで、デタラメなのに、本人にとっては現実と同じくらい、あるいはそれ以上にリアル感満載で迫ってきますから、見極めるのが難しいところですが、見極める一つのコツは、非常に弱い微弱な電流のように頭の片隅で囁いている「大丈夫かも？　何となくこれは強迫観念かも？　これっておかしいかも？」といったかすかな感覚が正解だと強く認識することです。

決して強大な力を持った強迫観念の言ってくることを真に受けてはいけません。

ヤツの言ってくることは真っ赤なウソですから。

インチキ宗教の教祖が言っていることが、強迫観念だと一度想定してみてください。

信者は最初、教祖がいかに素晴らしいかなどを教えられ、入信します。しかし、やがて教祖の要求や体罰などがエスカレートしていき、信者も心の片隅ではどこかおかしいと思うようになるのですが、心の中であまりにも教祖の存在が大きくなってしまい、逆らうような行動は恐ろしくてできなくなってしまいます。

信者の家族が心配して、信者を教団から連れ戻そうとしても、信者自身が出たがらない、あるいは信者自身が一度は脱出を試みて成功したにもかかわらず、再び自ら教団に戻り、教団側から何かしらの罰を与えられてもまだそこに残るといった話を聞いたことがあります。

これらは、一般的にはマインドコントロールと言われていますが、強迫性障害もこのマインドコントロールに似ているところがあるように思います。強迫性障害の場合は、自分で自分にマインドコントロールをかけている状態です。この場合、強迫観念がインチキ教祖です。教祖の言っていることや要求してくることは、どことなくおかしいのでは？と思いつつも、怖くて逆らえない、抜け出したくても抜け出せない。逆らった行動に出ると、バチが当たるのではないか、地獄に落ちるのではないかといった心理が強く働きます。それをいいことに教祖は、信者をどんどん支配していくようになり、絶対的な権力者となります。教祖の言うことは絶対で、白を黒だと言ったらそれは黒になってしまいますし、信者がそれは白ですと言うことは許されなくなってしまいます。その過程で、マインドコントロールはますます強化され、悪循環に陥っていく構図が出来上がってしまいます。

インチキ宗教の信者のマインドコントロールを解くことが非常に難しいのと同様、強迫観念に対する間違った認識や行きすぎた感覚を修正することも非常に難しい作業になります。強い恐怖心が心に焼き付いてしまっているため、簡単にその認識を修正することができないのですが、マインドコントロールが解けた元信者が「なぜあのような教祖を神様のように崇めていたのか」と思うように、強迫性障害も治ると、強迫観念をインチキ教祖と同じように捉えられるようになります。

インチキ教祖（強迫観念）が白いものを黒だと言ってきても事実は白なのです。教祖の言ってくる強烈なウソを信じてはいけません。白は白だと自分に言い聞かせて、それに基づいた行動をとることが大切です。そうすることによって、結果的にインチキ教祖が言っていることがウソだと見抜けるようになります。

その過程で必ず何度も不安に襲われます。「自分には白く見えるが、もしかしたら教祖の言っているようにやはり実は黒なのかも」といった考えを頭の中で巡らせないでください。なぜなら、意識すればするほど、間違った方向に戻ってしまう危険性が高いからです。強迫観念の言っていることはウソだと強く認識して、普通の行動をとることが重要です。

◉鉄則2：戦えば戦うほど、相手は戦力を増強する

この場合の相手とは、まさに強迫観念のことであり、私たちにとって敵となる存在です。

この強迫観念というヤツは、実に巧妙で、何を囁けば当人が恐れおののくかをよく知っていて、わざとその部分（こちらの弱点）を突いてきます。

なので、「大変だ、何とかしなければ」、「このまま放っておけば大変なことになる、どうしよう」→「強迫行為をしよう」となります。

それはまさに相手が思っていた通りの展開なのです。

相手にとってみれば、「よしよし、俺の言うことにまんまと乗ってきよった、思い通りの反応、俺の勝ちだ」となります。

これは、強迫観念を擬人化した、あくまで私の勝手な作り話ですが、擬人化することによって、何となくでも強迫観念の真の姿を正しく捉えてほしい、客観的に捉えてほしい、もっと言えば、強迫観念をバカにしてほしいという願いもあります。

そして、強迫観念が何か困るようなことを言ってきたら、こう言い返してほしいのです。「また君か、もういい加減にしてくれ、そんなに寂しいのか？ 今までは散々君の言いなりになり、付き合わされてきたけど、もうこれからは相手にならないので私のところには来ないでくれ、来てももう相手にしないよ」と。

それでも強迫観念は寂しがり屋だから、また心のドアをノックしてきます。

でも、絶対反応して家に入れてはいけませんし、インターホンに出てもいけません。

言葉巧みな訪問販売員と同じで、インターホン越しの声を聞いてしまうと、相手は次に家の中に入ろうとしますので、玄関の前で引き取ってもらいましょう。訪問販売員でも、家に入れて話を聞いているうちに気づいたら高額な商品の契約書にサインをしていたなどという話はよくあります。それと同じで、強迫観念の言ってくる話もまともに聞いてはいけません。強迫観念の契約書にサインをしてはいけないのです。

強迫観念が浮かんだら、「あ、また悪徳訪問販売員が来た」と思っていただくのも一つの方法かと思います。とにかくヤツの言ってくることはウソですから、徹底的にバカにしてほしいのです。

ヤツを家の中に入れてはダメですし、話を聞くだけでもダメです。訪問販売員が玄関で「何とかお話だけでも」と言って粘ってくるため、うっかり話を聞いてしまうと、「お宅の床下は腐食していて、このままでは地震が来た時に非常に危険です」、「お宅の外壁に問題が……」などとこちらが不安になるようなことを本当に口先だけ（言葉巧みなのは強迫観念も同じです）で言ってきますが、言われた方は、何となく不安になり、つい話に乗ってしまう。

強迫観念が何か言ってきて、聞こえてしまうのは仕方のないことですが、それ以上詮索をしてはいけません。詮索する作業は、もうすでに敵の相手になり始めているようなものですから、敵はまたそれに呼応してきます。そうすると、そこから無限のやりとりが開始されますから、非常に注意が必要です。

とにかく敵（強迫観念）は、こちらが相手になればなるほど、うれしがって絡んできます。ある意味、たちの悪い酔っ払いと同じですが、強迫観念の方がもっと賢く、的確なポイントを突きながら絡んできます。泥酔した人が近寄ってきたら、普通は相手にならずにその場を立ち去ろうとしますよね。それと同じ行動をとってほしいのです。

また敵は、こちらが反応を繰り返すうちに、どんどん戦力を増強していきます。

終いには、とてもこちらの弱い兵器では太刀打ちできなくなり、にっちもさっちもいかなくなり、自分ではまったくコントロールが不能な状態に陥ってしまいます。

そうなったら完全に敵の勝利です。

でも、私たちが目標とするところは、こういう展開ではなく、これの反対、私たちが勝利することなのです。そのためには、強迫観念がドアをノックしてきても絶対に無視し続けることです。ヤツは悪徳訪問販売員と同じです。「間に合っていますから結構です」と言って帰ってもらいましょう。

強迫観念が寂しそうな後ろ姿を見せればあなたの勝ちです。

ここで、強迫観念はしつこいですから、もう一度振り返る可能性がありますので注意してください。それでも無視してください。そうすればやがてヤツは去っていきます。

◉鉄則3：大きなものを克服すれば、それ以下のものは気にならなくなる

私はいつも、あるふとした小さな強迫観念に襲われ、例によってその相手になっていました。そして、それ相応の強迫行為を行うのですが、その強迫観念がすぐに、あるいは何回目かで消えたとしてもまた違う強迫観念が現れ、今度はそれ用の強迫行為を行わなければなりませんでした。そうやって回数を重ねていくうちに、最初の強迫観念とはまったく違ったものに内容が変化していくことがよくありました。

そして、その途中経過がどうであれ、私の場合はいつも最後にこのままでは失明するという強迫観念にたどり着くのです。（目の不自由な方には大変申し訳ない話ですが、私が恐れていたことを正確に伝えるために記述させていただきますのでご了承ください）

要は、そこまでたどり着くまでの強迫観念は余興みたいなもので、私が実際に一番恐れていたのは失明することだと気づくようになっていったのです。

どれだけ強迫行為でさまざまな強迫観念を打ち消しても、いつも最後にはこれが残るし、相手はこれを切り札（カードゲームのトランプで言えばスペードのエース、花札で言えば猪鹿蝶が揃っている状態、ＵＮＯで言えばドローフォーのようなカード、麻雀はよく知りませんが、国士無双とかなのでしょうか）として出してきました。

私は、これ以下の強迫観念をいくら退治しても、この切り札を退治しない限り、敵はいつまでもこのカードで脅してくるだろうと思い、この切り札と戦うことにしました。

敵はいろいろなカードを切ってきますが、最後にこのカードを出しておけば自分の勝ちだということをよく知っていますから、結局最終的には自分が勝つことを知っていました。

私はそこに目を付けました。

そして、徹底的に相手にならないということを実行に移したところ、結果はやはり思っていた通りになったのです。相手は、この切り札のカードはもちろん、それ以下のカード（強迫観念）も切ってこなくなったのです。

それはそうですよね、一番強いカードを切っても敵（この場合、私）が相手にしないのですから、それよりも弱いカードを切っても仕方がない（私がビビらない）からです。

この通り、強迫観念は何を囁けば本人が一番困るか、一番怖がるかを経験上（何度もいろいろなカードを切って、どのカードが一番効果的かを試したデータ結果があるからです）よく熟知しています。最強のカードを切っても本人が相手にしないことがわかると、それ以下のカードも切ってこなくなります。

これも、強迫性障害の大きな特徴の一つです。

小さいものをいくら処理しても、相手が切り札（最強のカード）を持っている限りは、一連の戦いの軍配は敵に上がります。

先ほどのUNOというカードゲームをご存じでしょうか。

知らない方には申し訳ないのですが、私はこのカードゲームに似ているような気がするのです。こちらが最後の一枚を投じたらもう勝ちだという局面で、相手がドローフォーという最強のカードを出してきたら（ちなみにゲームではこちらが最後に持っているカードが同じドローフォーなら上がれますが）、絶対に上がれない（勝てない）からです。

相手が最後にドローフォーを持っている限り、戦いは終わらないと思いますが、逆にこの切札さえ克服することができれば、強迫観念は去っていきます。

いきなりドローフォー退治を狙うか、それとも弱いカードから順番に克服していくかは、一概にどちらがいいとは言いにくいところで、その点についてはまた後述しますが、こういう大きな特徴があるということは心に留めておいてください。

◉鉄則４：強迫行為を繰り返すことは、まさにアリ地獄の中に放り込まれるようなもの

第１章のフローチャートでもおわかりのように、強迫行為は必ずと言ってもいいほどまた次の強迫観念につながっています。元の強迫観念に戻る場合もありますし、また違った強迫観念に姿

を変える場合もありますが、いずれにしても再び強迫観念の餌食になることはまず間違いのないことなのです。

なぜなら、強迫行為は脳内の不安物質を一瞬で、あるいは何回か行為を繰り返すことによって消してくれる作用、つまり快感物質とはまた意味合いが違いますが、少なくとも不快物質を消す作用があるのですから、脳が欲しがるのも無理はないのです。

ですので、強迫観念というものは、一種のクセや条件反射のようなものになっていると考えられるため、同じような場面に遭遇するとまた同じような強迫観念が浮かんでしまうのですが（まさしくフローチャートのサイクルなのです）、以前にこの不快物質はある強迫行為で消せてスッキリしたという経験と記憶があるので、また今回も同じ対処法で脳内不安物質を消そうとします。それが強迫行為です。

しかし、強迫行為によって気持ちが落ち着くのは、あくまでその時だけしか通用しない一時的なもので、また時間が経てば同じような強迫観念が浮かぶのです。ひどくなると、この悪のサイクルが非常に速く回転し、時間も長時間に及ぶため、本人もクタクタに疲れてグッタリしてしまいます。

もうこうなったら完全に悪の循環にはまっており、強迫観念と強迫行為の無間地獄に陥ってしまっていると言えますし、通常大概の人はここまでたどり着きます。行為を繰り返していると嫌でもここまで来てしまうのです。

しかしながら、そこから脱出できないのなら、こんな理論、何の意味もない絵に描いた餅ですが、決して脱出できないわけではなく、もう一つの道、「強迫行為をしない」を選択することによって、この悪循環から脱出することが可能なのです。

これは言葉で言うことは簡単ですが、その実行が想像以上に難しく、辛く、怖いため、挫折してしまいがちです。何せ、半端じゃない恐怖が襲ってきますし、その間も断続的に強迫観念の方も全力で襲いかかってきますから。

「本当にこのままでいいのか？　強迫行為をしなくていいのか？　したらスッキリするぞ」とまるで麻薬中毒患者の脳内と同じように何度もしつこく囁いてきますから、なかなか止めることが難しい手強い相手ではあります。ですが、その最大のヤマ場を何とか乗り越えれば、あれだけ執拗だった強迫観念も徐々に威力を失っていきますし、結果的に軌道から外れて違うところへ行く小惑星のように、悪の循環からの脱出に成功できるのです。

◉鉄則5：強迫行為を我慢することは想像以上に難しいことを予め十分認識しておく必要がある

私は、これまでにいろいろな方から相談を受けてきましたが、皆さんが一番ぶつかる最大の壁は、強迫行為をしなかった時に受ける衝撃があまりにも大きいため、どうしてもその壁を乗り越えることができない場合が多いということです。

「強迫性障害のことは理解できるようになってきました。でも怖いのです」と言ってそこからなかなか動けない、前へ進めない方が多いのです。その理由は簡単、強迫行為を行わないと気が変になりそうなくらい不安と恐怖で一杯になるからです。

また、強迫観念は、その過程において何度も何度もしつこく悪魔の囁きを投げかけてきますから、怖さのあまり再び強迫行為へと走ってしまうのです。

私も最後に最大の壁を乗り越えた時は、もう筆舌に尽くしがたいほどの恐怖を感じ、発作、吐き気、めまい、けいれんなどを起こしました。これは以前の本にも書きましたが、改めて簡単に説明しますと、まさにその最大の恐怖を感じている時に、たまたま親類とカニ料理を食べに行くことになっていました。そこの駐車場に着いた時からすでに恐怖は絶頂に達していて、車を止めた途端、発作とけいれんが始まりました。私は薬などを持っていなかったので、どうすることもできずにしばらく発作が治まるのを待ちました。発作とけいれんは十分から十五分くらいで何とか治まったのですが、依然恐怖は消えません。私は父と姉に抱えられながら店内へと入っていったのですが、そこにはカニの何とも言いようのない匂いが立ち込めていて、それでまた一気に気分が悪くなり、今度は吐き気を催すようになりました。終始私は気分がものすごく悪く（たぶん顔色は真っ青だったと思います）、結局料理には一切手を付けられずに食事会は終わってしまいました。

しかし、別に何をしたわけではありませんでしたが、その時が最大のヤマ場で、帰宅した頃には恐怖心は少しマシになっていました。

私は、「よし、しばらくこのまま放っておこう」と決め、それを実行に移しました。

そうすると、それ以来そこまでの恐怖は襲ってこなくなり、快方へと向かっていったのです。

私は先ほど薬を持っていなかったと書きましたが、もし医師から抗不安薬（精神安定剤）を処方されて持っておられるのでしたら強い恐怖心を感じている時に服用するのも一つの方法ではないかと今では考えています。抗不安薬もさすがにあの恐怖心を解消するだけの力を持っているとは思えないので、少しでもマシになるのなら使うのも手かな、という程度ですが。

ただし、あくまでも薬なので使い方については医師の指示に従ってください。一般的に医師はこの病気に対しては、まずＳＳＲＩ（選択的セロトニン再取り込み阻害薬）などの薬を処方し、抗不安薬を処方することはあまりないかもしれません。それは、抗不安薬そのものには強迫性障害を治癒させる力はないと考えられているからだと思います。その辺は私も同意見ですが、強烈な不安を少しでも和らげるためには抗不安薬も使えるのではないかと考えています。

このように、強迫行為をしない、我慢するということは並大抵のことではありませんし、事前に十分配慮して取り掛からなければいけないと思います。たとえパニックになっても、「これは予想通りの展開、パニックになる必要なんかない、落ち着け、強迫観念の言っていることは意味のないこと、大丈夫」と自分に言い聞かせてください。

ただ、ここで一つだけ気をつけてほしいことがあります。

それは、できれば私のように最大のヤマ場を乗り越えてほしい（なぜなら、そこが治るか治らないかの分岐点になっていると私は考えているからです）というのが理想ですが、「もう耐えられない」という気持ちがあまりにも強い場合は決して無理をしないでくださいということです。「でもそこを越えなければいつまでも治らないんでしょう？　無理をしなければ治らないんでしょう?」という声が聞こえてきそうですし、確かにその通りなのですが、そこで無理をした結果が皆一様だとは断言できないからなのです。ただ、今までのところは少なくともそれでおかしくなってしまったという事例は聞いたことがありません。

◉鉄則6：今、やろうとしていることが強迫行為かどうか迷うようであれば、それは強迫行為である

強迫観念の内容については、これまでにも述べてきた通り、人によってさまざまですが、手を何度も洗いたい、何かに対して謝らないと気が済まない、ガスの元栓や玄関のドアノブ、窓やカギが閉まっているかの執拗なまでの確認などがあります。

しかし、その行為が今本当に必要なことなのか、それとも、これは強迫行為なのかといった判断が自分でもつきづらい時があるかと思います。なぜなら、ガスの元栓（最近はオール電化も増えていますが）やカギの確認は誰もが行うことですし、やること自体は間違っていないからです。なので、その確認が何回目になろうとも、その人は、それがもしかしたら本当に必要な行為かもしれないという錯覚を抱く可能性があるのです。

手洗いも、衛生上は誰もが行いますが、不潔恐怖の人は、それが何回目になろうとも、普通の人の一回目と同じ感覚（まったく同じではないかもしれませんし、あるいは一回目以上の感覚か

もしれません）で必要性を感じてしまうかもしれません。

でも、本人もどこかで、「うーん、これはなんか違うぞ、こんなに何回もしつこく確認したり手を洗ったりする必要があるのだろうか、これはもしかしたら強迫行為では」と薄々感じる時があると思います。

一方で、「いやいや、何回目であれ、不安なのだからやはり確認はしなければならないのでは」というように、本当に必要なものなのかそうでないのかの判別がつきづらい時があるのではないでしょうか。

でももし、そのような違和感のようなものを少しでも感じたら、それは強迫行為なので、ぐっと立ち止まってその行為を止める努力が必要です。なぜなら、本当に必要なことならそのような迷いは一瞬たりとも感じないからです。もう何度も確認はした、でもまだ不安なので確認したい衝動に駆られる、これは明らかに強迫行為です。先ほどしっかり確認した、今はもう何回目かだが、まだ脳が必要性を感じている、でも脳のその間違った命令に従ってはいけません。

皆さんの脳は少し一時的に故障している状態です（あくまで一時的であって、決して改善しないわけではないです）。だからいつまでも間違った信号を送り続けてくるのです。そんな脳の言ってくることを真に受けて強迫行為を行ってはいけません。

今やろうとしている行為が果たして本当に必要なことなのか、それとも強迫行為なのか少しでも迷ったら、それは強迫行為なので、脳が何を言ってこようが無視して振り払わなければいけません。そして、何か違うこと、本来やらなければいけないことに着手してください。

なぜなら、そこで立ち止まって迷い続けると、脳からの間違った命令（強迫観念）に負けてしまうからです。

◉鉄則7：少なくとも、強迫行為をしようかどうか迷った時はしない方がよい

強迫観念が浮かぶ。強迫行為をしたい衝動に駆られる。しかし、そこで一瞬躊躇する時はないでしょうか。

不安なので強迫行為をしたいが、今ここでやってしまうと無間地獄に放り込まれてしまう、あるいは次の違った強迫観念に駆られるかもしれない、そうしたらまた一から強迫行為をやり直さないといけない、どうしようと立ち止まってしまう時ですが、そういう時はその迷っていること自体がおかしいと自分に言い聞かせて、強迫行為をしないようにしてください。

なぜなら、今も述べたように、そこでうっかり強迫行為をやってしまうと、そこから無限に強

迫観念が連鎖して終わらなくなり、長時間にわたって時間と労力を無駄に使ってしまう可能性が非常に高いからなのです。

それとは逆に、迷った時に行為をやらない、つまりぐっと堪えた場合、小さな強迫観念ならしばらくすれば消失してしまうことがありますから、迷った時は行為をやらない方がよいのです。小さなたった一回の強迫行為をついやってしまったがために無間地獄へ誘われるのと、もしかしたら勝手に薄れていく可能性がある方にかけるのと、どちらが賢明かは明らかです。

これは私の体験談ですが、たとえば車を運転中に強迫観念が「今の所、もう一度しっかり確認した方がいいんじゃないか？」と囁いてきたことが何度もありますし、その声のままに従ったこともありますが、反対にその声を無視したこともあります。

前者の場合は、その一回の確認を行ったがために、安心どころか余計に不安が増幅し、時間と労力を多大に浪費してしまったのに対して、後者では、無視したその後しばらくは気になって仕方がなかったのですが、運転に集中しているうちに薄れていく感じを何度か体感したのです。その時は心から、「ああ、先ほど確認作業をしなくてよかった、現場に戻らなくてよかった。やはりあれはただの強迫観念だったんだ」と本当の意味での安心感（強迫行為による偽の安心感ではなく）が得られたという経験があります。

ただ、これはどちらかというと、比較的恐怖心があまり大きくない強迫観念が対象の場合に有効な手段ではないかと考えています。あまりに大きな対象の場合は、なかなかすぐには消えてくれないので、この方法（強迫行為をするかどうか迷っている自分に気づき、ぐっと堪えて行為をしないということ）が通用しないかもしれませんが、比較的小粒の強迫観念には非常に有効ではないかと思っています。

◉鉄則8：強迫観念に負けてもまたやり直せばよい

これも相談者からよく聞くことなのですが、「どうしても強迫観念の言ってくることが怖くてまた強迫行為をしてしまいました、ダメですね」と。

でもそれはあなただけではなく、この病気の人は皆そうなのです。

頭ではなんとなくわかってはいるものの、あまりにも怖いために強迫行為をしてしまうのはある程度仕方のないことですし、「なぜまたやったのですか？」なんて言うつもりも毛頭ありません。何も今回がラストチャンスでもなんでもないですし、今回がダメだったらまた次回トライすればよいのです。

そこでまたこんな質問が。

「でも、そんなことを続けていると一生治らないですよね？」と。

私も、一生治らないかどうかまでは断言はできかねますが、ずっと同じことの繰り返しだとは思います。ただ、たとえ何回強迫観念を無視することに失敗しても、そう落ち込まずにまたやればいいということなのです。

「こんなにアドバイスを毎回いただいているのにまた強迫行為をしてしまいました、私って本当にダメですね」ともよく言われますが、それも仕方のないことですし、何回もやってしまう心境は私も理解できますので、別にダメだなどと思う必要もないです。そんなのは一人だけではなく、たくさんおられますから、強迫行為をやったからといって自分をあまり責めないでください。

自分を責めても仕方がないです。そんなことにクヨクヨすることよりも、「今回は負けてしまったが、また次頑張ろう」くらいにいい意味でもう少し気楽に考えてほしいのです。あまりクヨクヨするとウツウツとしてきますから。「強迫性障害→うつ病」という流れもよくあるみたいです。

チャンスは何度でもあります。嫌でも強迫観念は何度でも襲ってきますから。かといって、「次から次から」と言っていたら、なかなかダイエットできずに、「今回は大いに食べて、次からダイエットしよう」と毎回言い続けて一向にダイエットしない人と同じですが、今回失敗したことにクヨクヨしないで、軽い反省程度にして、また次頑張ってほしいのです。

強迫観念を無視することに失敗してもクヨクヨしないで！

◉鉄則９：大事なことは体感することであって、理屈で納得しようとすることではない

相談者からの相談を受けていてよく思うことなのですが、多くの方が何とか理屈で納得してから行動につなげたいと考えているようです。

強迫行為を我慢することには非常な苦痛が伴いますので、何らかの理屈付けをして頭の中で納得しようという気持ちはよくわかるのですが、それをしようとするとかえって頭の中がうまく整理できず、結局自分の従来からの凝り固まった信念に基づいた行動、つまり強迫行為という行動をとってしまいます。

その人特有の理屈のせいで現在そうなっているのですから、理屈だけを頭の作業によって変えようとしても変えられるわけがないのです。早い話が、その理屈にこだわっているからなかなか良くならないのです。前へ進めないのです。ですから順番としては、納得してから行動に出るのではなく（ある程度行動の意味付けをし、誰かに保証を求めることは決して悪いことではないと

思いますが)、納得がいかないまま、無条件に強迫行為をしないで行動を起こすことが重要なのです。

しかし、ここでまたやっかいなことが一つあります。それは、脳内の理屈に変化が現れるまでに時間がかかることなのです。このことがこの病気をややこしくしている一つの要因でもあります。患者は、その間に襲ってくる恐怖心につい負けてしまい、再び強迫行為をしてしまう。強迫観念もこの間全力を挙げて攻撃を仕掛けてきますから、なかなかこの局面を乗り越えることが難しいのです。

しかもその時間には個人差があり、症状の程度によっても変わってきますので、一概にどれくらいとも言い切れないところがありますが、あくまでも参考として私の場合を例に述べますと、最初に何かが変わってきていると脳の変容を感じるまでに二〜三週間、打ち克ったと思えるまでに二〜三カ月くらいを要しました。それ以降は、あまり強迫観念も攻撃をかけてこなくなりました(本人がウソだと見抜いて、もう怖がっていないのだから、攻撃のしようがないのです)、症状がなくなっていきました。

この私の期間については、これまでの本にも書いていますが、相談者から同じ質問をたびたび受けるので改めて書かせていただきました。相談者は何を求めてこの質問をしてこられるのか。それは、いつまで、どのくらいの期間、この恐怖を我慢すれば気が楽になるのかということが知りたいのだと思います。

参考にできる目安があればそれが一つの目標にもなるため、訊いてこられるのだと思いますが、過度に自分の設定した期間にこだわると裏切られる可能性もあることを事前に認識しておいてください。あくまで参考程度の目安にしてもらえればと思います。

この我慢をしている期間に従来の自分の理屈が強く迫ってきますが、その理屈は間違っているからこそこれまで同じことを繰り返しているのだということをその時に思い返してください。理屈はいくら頭の中で変容を試みてもうまくいきませんから、その作業は止めておいた方が賢明です。

例えば、尿や便が汚い、これは間違いではありません。最近では、カメラや映像技術が高度化し、スーパースローなどの映像で、尿が便器の周りにどれだけ飛び散っているかをテレビで流したりしていますが、ああいうのって、気にしている人にとっては有害な映像なのではと思います。コマーシャルでも、商品を売らんがために、ソファーや布団がいかに汚れているかなどを過度に強調しています。気にしていない人にとってはたいしたことではないことですが、そういうことに過敏になっている人にとっては不安をあおられる原因にもなっています。だから、実際には肉眼では見えない、尿の跳ね返りなんかを過度に気にする人が出てきたりするのではないでしょうか。

そういう人たちに、確かに跳ね返りはあるかもしれないけど、そんなことを気にしていたらどこのトイレも使えなくなるよ、そのトイレを使用した人までも汚染されたなどと考えていたらどこにも行けなくなるよ、と言うのですが、彼らはいつもものすごく細部にわたって、画像の添付ファイル付きで「この汚れは便や尿ではないか?」といったような同じ質問をしてきます。

それは別に構わないのですが、いつも自分のこだわりを頭の中でクリアしてから行動を起こそうとします。でもそこが間違っているのです。彼らは、その凝り固まった、誤った認識による頭で判断しますから、いつまで経っても同じ行動の繰り返し、結局、前へ進めない。これは当たり前のことなのですが、本人はなかなかそのことに気づかない。

大事なことは、一旦自分の理屈を捨てることなのです。

理屈を変える作業を頭の中でやろうとしても所詮無理なのです。いくら考えをこねくり回しても、結局判断するのは従来の自分なのですから、結論はいつも同じ、「汚い、汚染されている」という回答が脳から返信されてくるのです。

理屈を変えたければ、行動を変えることです。理屈を変えずに行動を変えると、絶対に気持ちが悪いものです。現在の脳に逆らった行動を起こしているのですから。

でも、それを無理やりでもいいから続けていると、脳内の理屈を司る部分（私は医師ではないのでその部分がどこなのかは知りませんが）に変化が現れると思います。

それが体感なのです。

大事なのは、この体感なのです。行動を変えた後で、頭の中の屁理屈に変化を起こさせるのです。絶対に理屈先行型の行動をとっている間は良くなりません。少し考えただけでもわかるはずです。同じ理屈に従って行動をしていれば、何も変わりません。

行動療法とか認知行動療法とか言われる治療法がありますよね。私は詳しくは知りませんが、たぶん同じようなこと（結局、求めている効果は同じなのではないかと思っています）を説いているのではないかと思います。行動という言葉を強調していますから。

やはり、自分の屁理屈抜きで行動をし続けることが重要だということです。そんなことを言うとまた、「それは自分を捨ててしまうことになるのではないでしょうか？」などと、屁理屈の上塗りをしてくる人もいるかもしれませんが、今の不自由なままでいいというのならそれでもいいでしょうが、変わりたいのならもっと素直な気持ちになることが大切だと思います。

捨てなくてもいい「自分」まで捨てる必要はないですが、間違っている、あるいは不便で仕方がないような「自分」なら捨てても問題ないのではないでしょうか。

理屈っぽいだけじゃなくて、「強情」な人が多いのもこの病気の人の特徴の一つのような気がしています。本人特有の理屈があり、なおかつその理屈をなかなか曲げようとしないという強情さがよく見受けられます。正直、相談を受けていて辟易する場面もありますが、気持ちもわからないわけではないので堪えている時もあります。

大事なことは、何が何センチ開いていたとかそんな枝葉末節の理屈じゃないということをよく心に留めておいてください。

理屈で納得しようとしてはいけません。大切なことは、普通に行動を起こすことなのです。

◉鉄則10：手洗いや確認は一回、最大でも二回までとし、それ以上はどんなに強い衝動に駆られても行ってはいけない

私は十数年前、この鉄則では、「手洗いや確認は一回までとし」という表記にしていましたが、あれ以来いろいろと考え、普通の人でも二回くらい玄関のカギなどを確認することから、今回は二回まではＯＫに改めました。

ただし、あくまで最大二回までということであり、できれば一発で決めてほしいところです。なぜなら、二回目をやることによって、強迫観念から三回目の要求が来る確率がかなり高いと思われるからです。でも、三回目は止めてください。それをやってしまうと、もう止まらなくなってしまいますから。あくまで二回としたのは、私が年を取って考えが甘くなったわけでも穏やか

になったわけでもなく、普通の人でもやる回数だと思ったからです。

確認の場合でも、二回しっかり確認すればそれでもう十分です、大丈夫です。カギはかかっていますし、ガスの元栓も閉まっています。コンセントも抜いてありますし（ちなみに私は抜いたコンセントの先から出火することを異常に恐れて、何回も床に置き直していた時期がありました）、所定のモノは所定の位置にちゃんと置かれています。封筒の中に入れるべきものは入っています。なので、それ以上の確認への衝動は単なる強迫観念以外の何ものでもありません。相談者の中には、これまでに何度もドアノブを壊し（確認のため何度もガチャガチャするため）、そのたびに新しいものに取り換えたという人もいました。

私も昔、ガスの元栓が見た目にははっきりと横向きになって閉まっているのはわかるのですが、脳が納得せずにしばらくじっと眺めていたことがありました。「確かに横を向いている、ということは閉まっているんだ」と納得しようとはするのですが、どうしてもその場から離れられないのです。視覚で捉えた情報をも信じることができないなんて自分でもどこか「おかしい」と思うのですが、視覚情報と脳から送られてくる間違った信号とは司っている箇所が違うのではないかと思っています。

手洗いに関しては、二回も洗う必要はないと思いますが、どうしても一回では綺麗になった気がしないといった場合にあくまで予備として二回までＯＫということにしてはどうでしょうか。

ただし、これも最大二回までです。三回目以降は地獄が待っていますから注意してください。手洗いやシャワー、お風呂に何時間もかけるなんて時間がもったいないですし、石鹸やシャンプー、ボディソープ、水道代（信じられない高額な水道代を請求されている話も聞いたことがあります）などももったいないです。

「そんなことはわかっているけど止められないのです」と言われるかもしれませんが、一生そんな生活で本当にいいのですかと問いたいのです。

伸るか反るか、やるか止めるかしかないのです。

誰もそれを止めてはくれません。また、他人や家族が止めようとしてもそういう人はたぶん聞かないでしょう。家族などの忠告に耳を貸そうとはせず、ひたすら自分の凝り固まった考えに固執して間違った信念を曲げようとはしません。

時にはそれが家族への苛立ちや怒りとなって牙を剥き、暴力につながることもあります。当たられた方の家族はたまったものではありません。

いくら手を洗おうが、シャワーを浴びようが、お風呂に入ろうが、脳は「汚い、綺麗になっていない」という信号を送り続けますから、結局無駄な努力なのだということを改めて認識してください。

だから、いくら回数を重ねても納得がいかないのは脳が間違った信号を送っているからであって、決して本当（事実）は汚くはないのですから、脳の言うことは聞かずにそこは断ち切って、ぜひとも「最大二回までルール」を守ってください。

どうせと言っては元も子もないですが、何十回やってもスッキリしないのがオチですから、さっさと止めることが結局賢明なのです。

脳（ところどころ私は強迫観念のことを脳とか相手とか敵とかヤツなどと表現していますが、適宜わかりやすい表現方法をとりたいだけなのであまり深く考えないでください）は、しつこく、激しく襲ってきますが、それは間違った信号ですから無視して前進してください。

その際、絶対に頭の中で回想はしないでください。

安心を得たいがために、「先ほど、こうこうこういう洗い方をここでした。確かにあそこでしっかり確認をした」という事実をより具体的（明確にしなければ納得がいかないと本人は考えるからです）に頭の中で回想しようとすればするほど気持ちが高ぶり、かえってより強い不安を生み出してしまう危険性がありますから注意が必要です。

回想して安心することに成功することはまずないと言えます。

大事なことは、安心を得ようとして頭の中で回想することではなく、不安なままやるべきことをやることなのです。

◉鉄則11：強迫観念が襲ってきても決して慌てないこと。そして、強迫行為をすぐに行わず、少なくとも時間を置くこと

強迫観念に襲われた時、真っ先に考えることは、「何とかしてこの強迫観念から今すぐ解放されたい。さもなければ、この不安感や恐怖心がずっと続き、本来やらなければならないことができなくなる。だから強迫行為をして何とか気持ちをスッキリさせよう」といったようなことです。しかし、そこで慌てて強迫行為をしてしまうと、一旦は落ち着くかもしれませんが、またすぐに次の強迫観念に襲われるので、そこは少し時間を空けた方が賢明です。

一般的に、「慌てるとろくなことがない」とはよく言いますが、強迫性障害もまったく同じで、慌てて反応してしまうと、向こう（強迫観念）の術中にはまってしまいますから要注意です。

人間は慌ててしまうと、冷静な判断力が失われます。ただでさえ冷静な判断が下しにくい強迫観念に対して、慌てた精神状態だと余計に間違った反応をしてしまいます。慌ててしまう心境はよくわかります。大なり小なりパニック状態のようになり、なんとも言いようのない不安感や恐怖心に襲われるからです。

「ヤバイ、この大事な状況下で、なんで今、この強迫観念やねん。どうしよう、えらいこっちゃ、何とかして仕事や用事に取りかかる前に早くこの変な観念を消してしまわなければ」と私もよく焦ったものです。

むしろ、大事な用事や友人と遊びに行くなど、何かこれから大事なことがあるといった時に限って強迫観念はよく襲ってきたような気がします。たぶんそれは、脳が通常モードよりも緊張が高まった状態になるからなのではないかと推測していますが、今、何か強迫観念が浮かんだら大変なことになると自分でもわかっているため、そういう状況下では皮肉なことに余計に強迫観念が浮かびやすいのではないかとも考えています。

なので、慌ててしまう心境はよくわかるのですが、一呼吸置いてください。深呼吸をすることでも違う何かに取りかかるでもいいです。とにかく時間稼ぎをしてほしいのです。

何が狙いかと言いますと、時間稼ぎをしている間に心境の変化が現れる可能性があるからなのです。もし、そのような心境の変化が現れたら、すぐに強迫行為をしなくてよかったと思えるからなのです。もちろん短い時間ではなかなか心境の変化が現れないことが多いですが、小さなことであれば、比較的短い時間で変化することがあるのです。

そのツボを押さえるためにも、とにかく慌てないことが重要です。絶対、すぐに反応してはいけません。時間を置いてください。たとえ小さなことでも、時間を置けば心境に変化が現れるということを体感することに意義があるのです。そしてそれを徐々に大きな対象に適応していくのです。

その後も、「この不安はどれくらいすれば治まるのだろう」などと考えないでください。なぜなら、そのことを考えれば考えるほど意識がそこから離れにくくなるからです。余計に時間が長引いてしまうからなのです。

できるだけ意識を他へ逸らしてください。何かまったく違うことを考えることはよいことですが、強迫観念のことについては一切考えないでください。いくら考えてもろくな答えは返ってきませんから。

◉鉄則12：神仏はバチなど当てられない

私は、今、過去を振り返ってみて、どの種の強迫観念が一番多かったかを考えると、神社仏閣に対する強迫観念だったような気がします。

物心ついた年齢の頃に、家の裏庭に置かれていた石造のお墓のようなものに過敏に反応し、まだ本当に子どもだった私は、いつしか毎日のようにその裏庭にある石造を拝むようになっていました。それは、本当はそうすることを望んではいませんでしたが、何となく拝みに行かなければならないという勝手な思い込みからそうするようになったのです。ですので、そこに行くことについては実は苦痛を感じていました。「なぜ僕は毎日のようにここに拝みに来なければならないのだろう」と少し疑問に思いつつも、一度行くと、また行かなければ何か悪いことでも起こるような気がしていたのだと思います。

すでにこの頃から私の強迫性障害の兆候はあったと思います。いくつくらいかは記憶が定かではないのですが、小学校に上がるか上がらないかといった年齢だったと思います。

当時、私が住んでいた家というのは、両親が勤務する会社の工場兼社宅であり、普通の家とは違っていたので、そのような石造があったのだと思います。普通の家にお墓のような石造ってないですよね。

私は、朝のトイレ（ちなみにトイレも家の外にあり、そのトイレから石造がある工場の奥の方が見通せました）が終わり、手を洗った後に脳が「行け」という命令を下すので、その命令を無視することができずに毎日拝みに行くようになりました。工場の奥が見通せるといっても一番奥の方にその石造があったので、そんなにトイレから近くはなく、走って行っていたのを覚えています。

それは、何とも言いようのない無縁仏みたいな石造で、寂しそうに置かれていたので、余計に自分が拝んであげなければと思っていたところもあったのですが、私がそんなことをしていることは親には黙っていました。たぶん、母親に言えば、「明日から止めなさい」と言われていたと思います。母親も今の私と同じで、そういうことをすごくドライに割り切っている人でしたから。

私はそのことを誰にも言えず、子ども心に苦痛を感じていたのですが、一方で、何とも不思議な恐怖心からその行いを止められずにいました。私のように幼少とも言っていいくらいの年齢から発症しているにもかかわらず、親にそのことを言えずにいる子どもさんもおられるのではないかと思います。

そのことがきっかけになったのか、元々持っていた気質にそれが触れてしまったのかはわかりませんが、とにかく子どもの頃から目に見えない霊的なものをすごく怖がっていましたし、その感覚が結局二十代後半まで続き、その後のいわゆる涜神恐怖と言われる強迫観念へとつながっていったのだと思います。

石造問題は、記憶が定かではないのですが、いつしか自然に行く回数が減り、やがて行かなくなっていったと記憶しています。そういう意味ではまだ強迫のレベルがあまり高くなかったのではないかと思います。

その幼い頃の石造問題からしばらくは鳴りを潜めていた症状ですが、多感な青年期頃から再びその頭角をメキメキと現す（通常は良い意味で使う用語ですが）ようになりました。

一番ひどかったのは、やはり二十代の時。この時は友人の車のフロントガラスの内側にぶら下げてあるお守りにすらその友人に気づかれないようにこっそり謝っていました。今では考えられないのですが、乗車の際に膝か何かが当たったからバチが当たるのではといった、実にくだらないことがその理由でした。ですので、自分ではお守りなど神がかり的なものは買わなかったのですが、姉や知人からもらうことがあり、そのお守りの扱いにひどく苦心した経験があります。

お守り一つをとってもそのような状況ですから、神社やお寺、神様や仏様となるともう大変です。何がなんでも粗相や無礼があってはならない対象ですから、神社やお寺に近づくだけで緊張し、そこで不謹慎な考えが浮かぶと必死になって謝っていました。また、やっかいなことに、謝った瞬間に不謹慎な考えが浮かぶという悪循環にはまり、何度も同じことを繰り返していました。謝る瞬間に不謹慎な考えが浮かばないように努めれば努めるほど浮かぶのです。それは条件反射になってしまっているので当然のことなのですが、その時は冷静な判断力を失っていました。

とにかく、そのような対象には未知なる力が備わっており、粗相があるとバチが当たると思っていましたから、一挙手一投足に気を使い、クタクタになっていました。

お地蔵様の話は、これまでの本にも書いていたと思いますが、街中至る所にあるお地蔵様にも前を通るたびに頭を下げていましたし、ひどい時は頭の下げ方が気に入らないと元の位置まで戻り、謝り直していました。「なぜ道を引き返してまで謝らなければいけないのか」と半ば呆れたような心境になりながらも戻って謝っていました。

友人のお母さんに、「タムちゃん、あんたそんなことしてたらついてきゃはるで」と言われ、余計に怖くなったこともありました。ついてこられたらそれはそれで困るけど、止めようにも止められなかったのです。

これはどうやって脱出したかと言いますと、「もう頭を下げるのを止めよう」と決心した時に、家の中からすべてのお地蔵様に対してこう言いました。「すみませんが、私は今まで前を通る時はいつも頭を下げて一礼をしていましたが、もう今後一切止めさせていただきますので何卒ご了承ください」と小さな声を実際に出して言ったのです。

もちろんそれですっきりしたかというと、そんなことはありません。翌日お地蔵様の前を通った時に早速実行してみたのですが、怖くて仕方がなかったというのが本音です。でもここで踏ん張らないとまた今までと同じことの繰り返しだと思い、何とかその場を振り切って頭を下げないで通り過ぎ（決してお地蔵様に頭を下げることが悪いと言っているのではありません。一般の人でも毎日お地蔵様に手を合わせて拝んでおられる方もいますが、私の場合はそれが強迫性障害と言える問題レベルになっていたからです）、なおかつもう一度戻って頭を下げなければという思いも振り払い、どうにかこうにか頭を下げないで通過したという感じでした。

一つのお地蔵様を通過することによって、次に現れるお地蔵様は通過しやすくなり、やがて、あまり気にならなくなっていったのです。こうして、私のお地蔵様への頭下げ行為は終了することになりました。今から考えると危ないこともしていました。車やバイクの運転中でも頭下げ行為はやっていましたから。

私のように、この病気の人は、現実の危険を無視してでも強迫行為を必死になってやろうとします。当時の私はとにかく神社仏閣などに対して、異常なまでの神経を使っていました。でも、そんな最中、ある人の何気ない一言が私の心を救ってくれたのです。

その人は、私の義理の兄（姉の旦那さん）であり、たまたま雑談していた時に、今困っていることとして、例の仏壇掃除の話をしたところ、義兄が「あんな、こうちゃん、よう考えてみ、仏壇に入ったはるのは、こうちゃんのお母さんやご先祖さんやで、なんで可愛い我が子や子孫を苦しめるようなことをしゃはる？」と言われ、「うーん、確かに言われてみればおっしゃる通りかも」と思いや考えが少し変化し始めたのです。

ですから、あの時の義兄の一言は、本当に私にとっては大きな一言でした。

それと同じような考え方を神社仏閣に対しても応用してみようと思い、実行に移しました。

神様も仏様も本来有難い存在、高尚な存在であるはず、そのような存在なら大して悪いことをしていない私のような者に対してバチなど当てられるはずがないと思えるようになっていったのです。神様や仏様なら本当に悪気があって考えている無礼なことと、嫌でも浮かんでしまう強迫観念の区別くらいはつくと考えられるようになったのです。
このような過程を経て、神仏に関する強迫観念は消失していきました。

◉鉄則13：考えてはいけない。頭の中であれこれ考えたり、回想したりしないこと。考えれば考えるほど、正解から遠ざかる

強迫観念に襲われた時は、とにかく頭の中で考えを巡らさない方がいいです。最初に、何となく大丈夫ではないかとかすかに感じたら、それが正しい答えであって、そこから「いや、もしかしたら……」などと考え始めると、必ず間違った答えを導き出してしまいます。したがって、極論を言えば、強迫観念に襲われた時は考えることを一旦停止しなくていけないのです。車の場合でも、一旦停止を怠ると、横から来る車やバイク、自転車とぶつかってしまいますし、一旦停止は事故を防ぐために非常に重要です。強迫性障害の場合も、その後の泥沼合戦を防ぐためにも一旦停止は同じく非常に重要になってきます。

この病気の人は、初めの不快な考えや思いについて、実にしつこく、クヨクヨといつまでも考えるクセが付いてしまっています。そのクセゆえに強迫性障害の罠にはまってしまうのです。最

初に思い浮かんだ強迫観念について、深く考えを掘り下げすぎる傾向が強いのです。これも一種の習慣になっていると言ってもいいと思いますし、改善するためには、逆の習慣を身に付けなくてはいけません。

これは、最初はかなり辛いし、難しい作業になりますが、深く考えない、考えを頭の中に詰め込まない、考えを追加しないように意識して努力すれば、良い習慣が身に付いてきます。

「いけない、これ以上このことについて考えてはいけない」と何となく思ったら、その思いに従って、考えたい衝動に強く駆られてもそれ以上考えてはいけません。

なぜ考えてはいけないのか。それはここまで読んでこられたら何となくおわかりだと思いますが、現在の間違った脳で考えても正しい答えが導き出されるはずがないからなのです。皆さんの脳は一時的に少し故障していることを認識してください。普通の人の脳で判断しているのではないのです。間違った脳で判断しているのです。ですから、いくら頭で考えを巡らしても結局間違った反応しか返ってこないので、時間と労力を無駄に消費してしまいます。

考えれば考えるほど正解から遠ざかることを肝に銘じておいてください。

◉鉄則14：完璧を求めてはいけない。八〇%で満足し、残りの二〇%を貪ってはいけない

この病気になる人は完璧主義者が多いように思います。とはいえ、何もかもに完璧を求めるのではなく、特定のことに関して異常なほどの完璧を求める傾向にあると思います。

第二章の症例Aさんも、尿や便といった人間なら誰もが日々排泄しているものに異常なほど完璧を求めています。誰だって他人の尿や便が綺麗だとは思っていないし、直接触ろうとする人もいませんが、彼の場合は、便器からの目には見えない僅かな尿の跳ね返りや、便器周りの茶色い汚れに過剰な反応をしています。

駅構内で尿や便を漏らしたような男性を発見し、その人が使用するかもしれないトイレや電車、そのトイレを使用したかもしれない他の人までが汚染されているように感じ、終いにはその駅に近づくことすら困難になってしまいました。

Aさんにしてみれば、一気に汚染の範囲が駅全体に広がってしまったのです。Aさんの脳内では、汚れが最初の尿や便から駅全体に達するまでにそう時間はかかっていないと思いますし、脳

内で汚染の連鎖が次々に飛躍し、瞬く間に範囲が拡大されていくのです。

「なぜ、今日に限って、あんなに汚れた男性に出くわしてしまったのだろう。なぜ、ここの駅のトイレの床が茶色かったのだろう」という悔しさみたいなものをAさんからは聞きましたが、それは、彼特有の敏感なセンサーが感知しただけであって、他の人はたぶん気づきもしていないと思いますし、他の駅に行っても結局は同じようなものを発見していたと思います。

また、先述しましたように、このAさんからは、会社の面接に行った際、その会社のトイレに何か汚いと判断するものを発見してしまったために、会社から面接の結果が出る前にこちらから入社を断ったという話も聞きました。何もそこの会社のトイレだけが特別に汚れていたのではなく、普通の人がまったく気づかないようなものに敏感なセンサーが反応しただけだから、次に面接に行く会社でも同じことになる可能性が高いと思うのですが、本人はもしかしたら入社できたかもしれない会社を蹴ってまで自分の不潔恐怖を優先させてしまったのです。

便器が綺麗ではない、これは普通の人にもある感覚だと思いますが、そこからどんどん派生して汚れの範囲が拡大していくことが問題なのです。したがって、尿や便について完璧を求めるのではなく、最初に汚いと感じるのは仕方がないとしても、その後はどこかで線引きをして頭の中で汚れを拡大させないことが重要です。これについては鉄則21で改めて説明しますが、この線引きが非常に重要なのです。線の位置は、最初は無理のない位置でも構いませんし、徐々に移動させていけばいい、くらいに気軽に考えておけばいいと思います。この時に第4章の不安階層表を活用していただくのも一つの方法です。

どこかで割り切らないと、際限のないところまで行ってしまいます。

Aさんに限らず、強迫性障害の人は、少しの不安であっても残してはいけない、全部綺麗さっぱりしたいと考える傾向が強いのです。そして、さまざまな努力を重ねるものの（頭の中の回想や人に確認をすることも含めて）、その努力が報われることは非常に少ないと思います。

なので、あまり細かい点に注意をしすぎると、物事全体の流れを悪くしてしまうことを十分に認識しなければいけないと思います。八〇％で無理やりにでも満足していれば結果的にうまく処理できたものを、残りの二〇％を貪ってしまったために強迫観念と強迫行為の泥沼にはまってしまうのです。

これは、私の経験上痛切に感じたことなのです。

例えば、何らかの強迫観念が浮かび、強迫行為をする。しかし、その行為が完全に成功しない場合があり、若干の不安がまだ残っているので再び強迫行為をしようかどうしようか何度も迷ったことがあるのですが、そこで、また強迫行為をしてしまい（残りの二〇％を貪った）、どんどん強迫観念の連鎖に巻き込まれていったことが多々あったのです。

それとは違う行動、つまり、八〇％で切り上げるという行動に出た場合は、最初はすごく気になるのですが、しばらく時間を置くと気持ちが治まってきたこともあったのです。そういう時に、小さいながらも勝利感みたいなものを感じ、それを経験値として積み上げていったような気がします。

「ああ、残りの二〇%を貪らなくてよかった」と思ったことが何度もあったのです。完璧を求めてはいけません。不安は少しくらい残っていても構わないのです。

◉鉄則15：強迫性障害に陥る人は、その時の状況を自分に不利なように解釈しがちになることを心得るべき

例えば、車を運転中、何らかの衝撃を感じた時に人をひいてしまったのではないかと思い、現場に戻り検証作業を始める。

何のために戻るかというと、確かに人をひいていないという確証と安心を得るためにです。当然、実際は人などひいていないのですから、現場は何ともなっていないのですが、本人は視覚でその状況を捉えたとしても安心ができない。なので、安心できるまで徹底的に現場を見て回ったり、隅々まで確認しなければならないのですが、心のどこかで人なんかひいているはずがないと

は思いつつも不安の方が勝ってしまい、中途半端な確認では気が済まないのです。

そこまでやって、ようやく落ち着ける場合もあれば、そこまでやってもまだ、「いや、すでに被害者が病院に搬送された後かも」などと考え、今度は警察や病院にまで確認しに行く。

この病気の人は、実際の現場が何ともなっていなくても、いろいろと解釈を勝手に膨らませ、自分でどんどん不安を増幅させていく傾向が強いのです。

また、壁や電柱に付いているほんの少しの塗料や道路に落ちているただのゴミなど見て、相手側の車やバイクの塗料か破片では……などと実際の状況を自分にとって不利なように解釈する傾向も強いので気をつけなくてはいけません。

不潔の場合でも、何かが汚いと感じていて、実際には触れていないのに側を通っただけで触れてしまったのではないかと思う時があります。初めは、「触れていないはずだ、触れていたら感触としてわかるはずだ」と自分に言い聞かせようとするのですが、すぐに、「いや、服に触れたくらいならもしかしたら感じないかもしれない、もしかしたら触れていたのでは……」となります。

こうなると、もう実際に触れたかどうかは非常に判断がしづらくなり、いろいろ考えているうちに結局事実がどうであれ、「触れた」ということになってしまい、慌てて手を洗ったり、洗濯したり、シャワーを浴びたりといった強迫行為に走ってしまいます。

確認でも不潔でも実際はどちらも思いすごしで、本人が状況を自分にとって悪いように解釈した結果、余計な強迫行為を行わなければならなくなったのです。

したがって、強迫性障害の人は強迫観念に襲われたその時々の状況について、見れば見るほど、思案すればするほど自分にとって不利なような（自分をより追い込むような）結論を導き出してしまうことを常に心がけて行動をしなければいけないと思います。

◉鉄則16：強迫観念を無視しても、恐れているようなことは何も起こらない

強迫性障害の人は、ここのところの保証が最も欲しいのではないでしょうか。

現在において、未来永劫確実に自分が恐れていることが起こらないことがもしわかっていれば、強迫観念なんて何を言ってこようが恐れる対象にはならないからです。

もしかしたら今、不安に思っていることが現実に起こるかもしれないと思っているからこそ恐怖に感じるのです。しかし残念ながら、人間はいつ死ぬかをはじめ、未来のことは不確かで、ある程度は自分の描くような方向に人生を持っていけるものの、細かいところまではどうなるかは誰にもわからないのが現実です。

したがって、人間は未来に不安を感じるのが当たり前と言えば当たり前なのです。生命保険（これは残された家族のためですが）や損害保険に加入するのもそのためですし、神社やお寺などで祈祷してもらうことなどもそれに該当すると思います。

また、中には過剰なまでに占いを信じて人生が逆にメチャクチャになっている人もいますし、変な宗教にのめり込んでしまう人もいます。このように、普通の人でも将来の不安を少しでも和らげたいと考えているのですが（占いや宗教にのめり込んでしまう人が普通かどうかは別として）、強迫性障害の人は、その程度では収まらないところが問題なのです。

保険に加入することや祈祷をしてもらうことについては特に苦痛を伴いませんが、強迫性障害の方は、少なからず本人がやりすぎているという感覚を持ち、苦痛を伴っていることがほとんどだと言ってもいいと思います。また、前者が本人自ら自主的に行っているのに対して、後者は自分の意に反して起こってくる点も大きな違いでしょう。なので、強迫性障害の人は、将来に起こるかもしれないと考えるそれぞれの強迫観念を必死で消そうと躍起になります。

その唯一と言ってもいい方法が強迫行為を行うことなのです。

そうすることによってしばしの不安解消にはなるかもしれませんが、再三言いますように、それではまた強迫観念の餌食になってしまいますから、その方法ではなく、不安恐怖のままに普通の生活を送り、実際には何事も起こらないという体験を積むことが重要です。

いつまでにという時間設定をしていない強迫観念の場合は、一生その不安と付き合っていかなければならないのかといった取り越し苦労をする人もいるかもしれませんが、安心してください。いつまでも今感じている不安が同じ強度で続くとは到底考えられないからです。

実際、私は先述したように失明することを非常に恐れていましたし、この強迫観念に関しては、期限というものはありません。もしかしたら、死ぬまでに失明する可能性は今でも否定はできませんが、当時の恐怖心を今でも感じているかといえば、答えは一〇〇％ノーです。

不安は時間とともに薄れていきます。ただし、強迫行為をしないことが条件です。

この失明の例は、私にとって最大の強迫観念でしたが、もっとレベルが低いと感じる強迫観念で試してみるのも一つの戦術かもしれません。日常の細かな気になることを無視してしばらく戦況を見守るのです。そして、現実には何も起こらない事実をつかむのです。

ただし、日常の細かなことなどはもしかしたら、本当にこの病気とは関係なくたまたま偶然に現実化してしまう時もあるかもしれないということは肝に銘じておいてください。そして、たとえそれが現実化しても病気とは関連付けないでください。思ったことが何もかも現実化するなんてことはあり得ませんから、どうか安心してください。

強迫観念を無視しても恐れているようなことは起こりません。

安心して（不安のままでもいいです）、本来やらなければならないこと、やりたいことを大いにやってください。

◉鉄則17：強迫観念は、何を囁けば本人が嫌がるかを知っている

私は、強迫観念のことを敵とか相手とかヤツなどと表現することが好きなのですが、先述した通り、それはあくまでも強迫観念のことを少しでも捉えやすくするために、少し見る角度を変えてわざと擬人化しているだけであって、本当は強迫観念の正体は他の誰でもなく、外部から発せられているわけでもなく、また、何か得体の知れない力に取り憑かれているわけでもなく、本人の脳内から発せられていると考えるのが妥当だと思います。

強迫観念の正体は他ならぬ自分自身なので、本人が嫌なことを非常に熟知しています。その証拠に強迫観念は、別に囁かれても困らないこと、差支えのないようなことは決して言ってきません。そんなことを言っても何の効果（本人が困ること）もないことを知っているからです。

例えば、これまでの本にも書いていますが、私が冷蔵後の扉を閉める際に亡くなった母親が中に閉じ込められてしまうイメージが頭に浮かび、何度も扉の開け閉めを繰り返していたことがありましたが、何度開け閉めを繰り返しても頭の中のイメージでは、母親が冷蔵庫から出ていかな

いのに対して、どうでもよいと思っている人を代わりに入れてやろうと試みても絶対にその人は中には入らなかったのです。閉める寸前までそのどうでもよいと思っている人が冷蔵庫の中に入っているイメージは浮かべられるのですが、扉を閉めた瞬間、母親に入れ替わってしまうのです。これは、それだけ自分にとって母親が大切だと思っていることの裏返しでもあるのです。だから、どうでもよい人は絶対に冷蔵庫の中には入らずに最終的にはいつも母親が入ってしまっていました。その時は、現実と頭の中のイメージの区別がつかず、必死になって扉の開け閉めを何度も繰り返していました。冷蔵庫の冷気が逃げるとか、電気代がもったいないという理性も働いてはいるのですが、どうしても恐怖心に負けてしまっていたのです。

これは、部屋の窓を閉める際もまったく同じでした。母親は挟まるのですが、どうでもよい人は挟まらないので、何度も窓を開け閉めしてヘトヘトになり、非常に苦しんだ経験があります。

このように、強迫観念は本人がどうでもよいと思っていることには噛みついてきません。

本人が恐れていないことを言ってきているのなら、そもそも強迫なんて言葉は成立し得ないし、実際に強迫観念の言ってくることは大なり小なりすべて本人にとって嫌なこと、不快なこと、不都合なことばかりなのです。だから、よくある話なのですが、不潔恐怖の人は確認強迫に比べれば不潔恐怖の方がやっかいだ、確認強迫の人は不潔恐怖に比べれば確認強迫の方がやっかいだといった錯覚を抱きやすいのです。

その内容は、人それぞれですが、その人が何を恐れているか、何を嫌がっているかにかかっており、そこを強迫観念は見事にピンポイントで突いてきます。

何が言いたいかと言いますと、あくまでも強迫観念は自分自身の中で起こっていることであって、外の世界とは何ら関係がないため、何を言ってきてもそれは自分の恐怖心の産物だから恐れる必要もなければ、必死になって打ち消そうとする必要もないということです。強迫観念が言ってくるままに放っておいても現実の世界には何も変化は起こらない、影響を及ぼさないから安心してその声を無視してほしいということなのです。

強迫観念の声に怯え、恐れおののくことは、自分自身の影にビクビクしているのと同じで、どこに行っても影は付いてくるし、いくら逃げ切ろうとしても決して逃げられるものではないのです。自分の影は光さえあれば誰にでもある当然のものですが、強迫性障害患者の間違っている点は、その影を何としても消そうと必死になっていることなのです。

つまり元々不可能なことを可能にしようと血眼になって、孤軍奮闘している様が強迫性障害の真の姿なのです。

強迫観念は本人完結型（本人の脳内だけで起こっている現象）であり、決して外の現実世界に影響を与え得ないということを肝に銘じておいてください。

◉鉄則18：安心しようとして行う行為は必ず新たな不安を生み出す、つまり、強迫観念は飛び火する

強迫観念が浮かび、不安と恐怖に駆られる。そして、その不安や恐怖を拭い去りたい衝動に駆られる。これが、強迫行為への衝動です。

しかし、何度も言うように強迫行為によって得られる安心は一時的なもので、強迫行為を行うことは再び強迫観念が浮かぶ種を自ら蒔いているようなものなのです。安心しようとして行う行為は、短期的、もしくは長期的に必ずと言っていいくらい次の強迫観念へとつながります。

短期的に現れる時は、せわしく強迫観念と強迫行為をその場で繰り返してしまいますし、長期的に現れる時は、その場は安心して一旦は切り抜けられたとしても、また回りまわって別の機会にそれに関連した強迫観念が浮かぶということです。

強迫観念→強迫行為→強迫観念という図式はいつまでも連鎖します。

また、特定の強迫観念が浮かび、それに対応した強迫行為を行ったことにより、その強迫観念が一時的に消えたとしても、すぐに形を変えて違う強迫観念が襲ってくることもよくあります。

そうするとまた、それ用の強迫行為で対応する→安心する→すぐ違う形の強迫観念が浮かぶ、という繰り返しになります。

私も、よくもまあこれだけ次々に嫌な思いが湧き起こるなと少し呆れながらもやらずにはいられず、いつまでも時間を無駄に使い、強迫行為を繰り返していました。本当に悔しい思いをするのです。「ああ、今の強迫行為で一旦成功したはずなのに、なんでまた次の強迫観念浮かぶんだろう。さっきからこの繰り返しばっかりやん」とうんざりし、ヘトヘトになっているにもかかわらず、強迫観念の方は一向に許してはくれません。ヤツはとことんまで患者を追い込みます。

一時期、これはもしかしたら、天から何かの罰を与えられているから自分ではどうすることもできないのではとすら思っていたこともありました。それほど自分の力では制御不能だったのです。まるで泉のように次々に湧き出る強迫観念、「俺の頭は一体どうなってるねん」と深い溜め息をつきながら、つくづく嫌気がさしていました。

でも、それは結局自分が強迫観念に対して必死になって強迫行為でもって対抗しているから次々に強迫観念が湧き出てくるのであって、どこかで止めれば（そんな簡単なことではないことはよくわかっています）その連鎖はストップするのです。

止めるのはあくまで自分の方で、強迫観念の方ではありません。強迫観念はそんな生易しいものではありません。こちらが止めない限り、向こうはいつまでも間違った信号を送ってきます。

なぜなら脳が誤作動を起こしているからなのです。ですので、いちいちそれに対抗していたら、まさしく切りがないのです。

これは短期的であれ長期的であれ理屈は同じことです。悪い連鎖の輪が大きいか小さいかだけの違いで、それをつなげてリング状にしているのは結局自分なので、その連鎖を自分で断ち切らなければいけません。

その唯一の方法は、強迫行為を断ち切ることです。そうすることによって、悪い連鎖が壊れて成立しなくなりますから、必然的に次の強迫観念が浮かんでこなくなります。

このリングのことをよくイメージして、罠にはまらないように気をつけてください。

◉鉄則19：とにかくやってみてください。いつまでも逃げ回っているつもりですか？

相談者の中には、「私のような者は一体どうしたらいいのでしょう？　就職もできない、外出もままならない、睡眠薬を飲んでも寝られない（例えばの話ですが、毎日、仕事も家事もしない、運動もしない、はとんど身体を使った作業をしない、それではいくら睡眠薬を飲んでも寝られないのは当たり前だと思うのですが）、もうこんな辛い人生嫌です。強迫性障害のせいで私の人生はメチャクチャです。このまま一生を終えるのでしょうね」というような絶望的なことを言ってこられる方がいます。しかも、あたかもそのような悲劇は自分だけに起こっているかのように、「こんなひどい人おられないでしょう⁉」などと少し挑発的とも思えるような発言をされる方もいます。

しかし、この病気の渦中にある人は、ほとんどと言ってもいいくらい皆さん死ぬか生きるかの瀬戸際に立たされて必死に頑張っておられます。辛い気持ちはわかりますが、自分を悲劇のヒロインに仕立てても良い方向に向かうとは思えませんし、事実それはあなただけに起こっていることではないのです。病状に差があることは確かかもしれませんが、そもそもたいして気にならない程度なら強迫性障害とは言えず、皆さんやはりそれぞれに苦しいのです。しんどいのです。ですから、少なくとも自分は違うなどといった自己憐憫に囚われて、良くなることを諦めないでください。

私は最近相談を受けていてふと思うことがあります。

それは、もしかしたらこの相談者は過去の私よりもずっと重症なのではないか、もしかしたら私のような者が対応できる相手ではないのではないかということです。

でも、たぶんにそれは、私が良くなってもう十年以上も経過しているため、少し自分の症状の重さみたいなものを忘れかけてきていることに起因しているような気もします。冷静に振り返ってみると、私も当時は本当に生きるか死ぬかといったくらいに苦しんだことを思い出しますし、決して自分は軽度、あるいは中程度の病状だったとは思えません。その時は本当にメチャクチャ怖かったですし、生活にも多大な支障をきたしていましたので、何としてでも治したいと強く願っていました。

ただ、あくまでも私の場合は、強迫性障害のみの症状でしたので、もしこれに統合失調症や境界性人格障害、あるいは躁うつ病など他の病気が絡んでいる場合は、また違った治療方法が必要になってくるかもしれませんので、その場合は精神科医や心療内科医に相談してください。

「止めたいのに止められない」、これはこの病気の大きな特徴の一つですが、それだけ人生をメチャクチャにされて、翻弄されて、普通の生活を送りたいのに送れない、普通どころか最低限の生活すらできない、これではまさに生き地獄です。極論になってしまいますが、そこまで強迫観念に振り回されてにっちもさっちもいかない生き地獄のような毎日なら、いっそのこと強迫行為を止めてみるという方の生き地獄をとことんまで試してみてはどうかと思うのですが。

少なくとも前者の生き地獄は、そのまま行けばたぶん一生付き合っていかなければならないでしょう。しかし、後者の生き地獄は一生ではない可能性が高いのです。

当然私はそちらの方に賭けました。

その結果、前者の生き地獄から逃れることができたのです。

少し患者さんには厳しく聞こえるかもしれませんが、「そうやって一生強迫観念から逃げ回っているつもりですか」と問いたいのです。本当に治りたいのならそれなりの覚悟が必要です。ここで、「私は田村さんのように強い人間ではありません」などという「自分は違う」的な発想も一旦捨ててください。

私は決して強い人間などではありません。強いどころか弱くて、小さいことにもクヨクヨしますし、陰気で、偏屈で、社会性にも欠けたどうしようもない面も持っていると自覚しています。

このままの確実な生き地獄を選択するか、いつか終結するかもしれない生き地獄を選択するかは本人次第です。

昔、元プロレスラーのアントニオ猪木さんが引退試合後のコメントで、「この道を行けばどうなるものか、危ぶむなかれ、危ぶめば道はなし、迷わず行けよ、行けばわかるさ、ありがとう」と言って最後のリングを締めくくっておられたのを懐かしく思い出しますが、強迫性障害の治療にも当てはまる言葉だと思います。

取り越し苦労をして、何もやらないのではなく、先はどうなるかは見えないけれども、とにかく騙されたと思って、良い方向に身体を向け直して前進してください。

もちろんこれは、強迫行為を我慢し、生き地獄から脱出することを意味しています。

◉鉄則20：いい意味での諦めが必要

強迫観念は時間や場所を選びません。いつ何時襲ってくるかわからないので非常にやっかいな代物です。自分一人で比較的時間にゆとりがある時は思いっきり気が済むまで強迫行為ができますが、強迫観念に襲われるのはそんな時だけではありません。

例えば仕事で、午後の二時に大事なお客さんと会う約束をしていたとしましょう。予定通り、十分前には相手方の会社の前に到着し、さあこれからという時に本人特有の何らかの強迫観念が浮かんだとします。

「しまった。これから大切なお客さんに会わなければいけないのに、なぜこんな強迫観念に襲われてしまったのだろう。二時までにはもう僅かしか時間がない。この間に何とかしてこの強迫観念を消してからお客さんに会おう」と考えるかもしれません。

なぜなら、その強迫観念を抱いたままお客さんに会うと、そのことが気になって会話に集中できなくなったり、うまくいく話もいかなくなったりするかもしれないと考えるからです。そこで、その僅か数分の間に必死の思いでそれに応じた強迫行為を繰り返すも決定打が打てず、その間焦りにも拍車がかかり、余計に強迫行為が成功しない。

これは、実際の私の体験談なのですが、結局二時までに強迫観念は消せなかったので、仕方なく滑り込むようにその会社に入りました。

しばらくは非常に気持ちが悪く、強迫観念のことばかりが気になり、会話に集中できなかったのですが、このままでは本当に話がメチャクチャになると思い、無理やり会話に気持ちを持っていくようにしたところ、しばらくして、強迫観念が脳内に占める割合が縮小していく感覚を得たのです。この仕事が終わってもまだ気になっているようなら、またその時に強迫行為をやり直せばいいじゃないかといった心の余裕みたいなものもその時には感じるようになっていました。

自分の気持ちがお客さんとの会話に集中できている、強迫観念のことはひとまず棚上げにできている実感を得、会話中うっすら心の中で喜びすら感じていたことを思い出します。

ここで大切なことは、強迫行為よりも予定時刻の方を優先したことなのです。下手をすれば、強迫行為を優先してしまい、実際には時間通り間に合っていたにもかかわらず、遅刻してしまったかもしれないのです。

仮に強迫行為を優先し、二時過ぎに強迫行為に成功したとしましょう。そして、若干の遅刻で一安心して会社に入ったとします。しかし、その場合でもお客さんに会った瞬間や、あいさつ中、会話中などにもまた強迫観念は襲ってくるかもしれません。そうなれば先ほどよりも余計に焦りに拍車がかかるでしょう。

となると、せっかく遅刻までして強迫行為をしたのにあの行為は意味がなかったじゃないかと非常に悔しい思いに駆られるかもしれません。したがって、絶対に予定時刻までに強迫行為を成功させようなどと愚かなことは考えない方がよいのです。

予定時刻になったら迷わずやらなければならないことをやる、始める、そういう姿勢が重要です。やる前にはこのままいけば失敗するかもしれない、うまくしゃべれないかもしれないなどと考えがちですが、そうなったらそうなったでいいといった、いい意味での諦めが必要なのではないかと思います。諦めでも開き直りでもいいですが、そうやって現実にぶつかってみれば意外にうまく事が運ぶかもしれません。

それよりもよくないのは、強迫行為を必死になって行って遅刻してしまうことなのです。強迫観念はあってもよいのです。持ったまま、抱えたままでもよいのです。そのままの状態で本来やるべきことをやるという姿勢が大切です。

強迫性障害の人は、先述した通り、自分の頭の中で思っていることがこれからの現実の世界で起こるかもしれないと極度に恐れています。それを打ち消すために必死になって強迫行為を繰り返すのですが、果たしてそのような強迫行為ごときで自分の将来に変化をもたらすことができるでしょうか。それよりも実際の現実世界でそうならないように努力する方が現実的なのではないかと思います。

何がなんでもそうなることを防ごうとするから強迫観念に取り憑かれるのであって、もし、現実化しても仕方がないと、いい意味で諦めることができれば強迫観念の猛威は静まってきます。本人がそのことを恐れなくなったら、強迫観念もそのことをネタに脅せなくなるからです。

そうは言われても本当に現実化するくらいなら強迫行為をしていた方がマシだというのが患者さんの言い分だと思いますが、いつまでもそれを繰り返しているのも地獄なのではないでしょうか。

強迫行為をしなければ、恐れていることが起こるという保証はどこにもありません。絶対に起こらないとも限らないところがこの病気のまたやっかいなところですが、その確率は、強迫行為とはまったく無縁な一般の人にとっての確率とまったく同じくらいだと思っていただいてよいと思います。要は、強迫行為をしようがしまいが、そんなことは現実の世界とはまったく関係がないということです。

「いい意味での諦め」と言ったのは、本当に現実の世界でそうなっても受け入れる心構えを一時的に持ってほしいということであり、その不安や恐怖心をずっと持ったまま生活してくださいと言っているのではありません。

一時的にというのは、その覚悟がやがて、そんなことは起きないかもしれない、もしかしたら起こるかもしれないけど、それは一般の人にとっての確率と同じである、必死で行っていた強迫行為とは関係がないという思いにつながるからなのです。

一旦は諦めてください。受け入れてください。その作業には苦痛が伴いますが、やがて心境に変化が訪れます。受け入れることがどうしても苦しければ、一旦棚上げにしておく、でもいいです。とにかくこの病気は、すぐに反応せずに時間を置くことが非常に有効なのです。

◉鉄則21：不潔恐怖には線引きが必要

世の中には綺麗なものから汚いものまでが混在しています。そして、何が綺麗で、何が汚いかにはかなりの個人差があると思います。

例えば、電車やバスのつり革は特に汚いとは思わずに平気でつかめる人とそうでない人がいます。また、外出先のトイレの便座に直接座る人と座らない人がいます。かといって、つり革がつかめない人や直接便座に座らない人が強迫性障害かと言えばそうではないです。

普通の人でもつり革をつかまない人はいますし、直接便座に座らない人もいます。

したがって、どこからが強迫性障害の不潔恐怖に分類されるかという線引きは曖昧で難しいところなのですが、生活に重大な悪影響を及ぼしているか否かが一つの見分けるポイントになってくるのではないかと思います。

例えば、道端に何かしらのウンチが落ちていたとします。ウンチが綺麗だと思う人はいないと思いますし、もし、事前に見つければわざと踏んでいく人もいないでしょう。踏まないように避けて通過しようとします。これは、誰しもウンチが綺麗なものではないことを知っているからです。普通はそれで終わりです。それ以上気にすることはありません。

ちなみに、私はつい最近、町内の役員をやっている関係から行政の発行している広報誌を町内宅に配っていて、その配達に気を奪われていたせいか、うっかりまともに路上のウンチを踏んでしまいました。

草履履きだったのですが、グニュッといった嫌な感触があったので、見てみるとウンチをまともに踏んでいました。それも硬くなく、柔らかいヤツだったので、草履の裏を見ると思いっきりベチャッと付いていました。私は、道路に草履を擦り付け、できるだけウンチを落としましたが、それでもまだ付着していました。

その後、広報誌を配り終えるまで何となく嫌な感じはしていましたが、まあ仕方がないと思いながら最後まで配り終わり、家に帰ってから、庭にある水道の水で草履の裏を流しておきました。

それでその件に関しては終了です。

しかし、同じような状況でも、ウンチを踏んだ、とんでもないことだ、身体中に電撃が走り、草履はおろか着ている衣服や自分自身の身体まで汚染されたような気になる、そして、配達は一旦中止して一目散に家に帰り、草履の洗浄は当たり前（草履くらいなら捨てるかもしれません）、着ていた衣服も速攻洗濯機の中へ入れ、身体を洗浄するためにシャワーを浴びる、ひどくなると着ていた衣服も捨てるかもしれませんし、シャワーにも長時間を要するかもしれません。

こうなるともはや、不潔恐怖と判断して間違いないと思います。

また、あれは何のウンチだったのか、普通で考えれば犬の可能性が最も高いのですが、もしかしたら人間のではないだろうかと勝手な想像を膨らませ（街なかの道端の真ん中に人がウンチをするはずがないのですが、ひどくなるとそんな判断すら曖昧になってくるのがこの病気の摩訶不思議なところなのです）、あそこにウンチがあったということは、自分以外の誰かも踏んでいる可能性があり、その人がその後、道路をはじめ、近くの駅や電車内など可能性のあるあらゆるところを汚染していったような気になる。そうなると今後、現場付近を歩くことが困難になったり、駅や電車の利用に苦痛を感じたりするようになるかもしれません。

これは少しこじつけっぽいような例えですが、実際にこうやって、そのたくましすぎる想像力で汚染の範囲を拡大していく人がいるのは事実です。

でも、そんなことをしていたら当然、行動範囲がどんどん狭まり、生活に支障が出てきます。ですので、どこかでしっかりと線引きをしなければならないと思います。

最初に何かを汚いと感じるのは人間の本能としてある程度は仕方がないとは思いますが、それを決して恐れる必要はないですし、仮に触ったとしてもチャチャっと洗って終わり、それ以上はやりたい衝動に駆られてもやらないなどの一定のルールみたいなものを設定しておいた方がよいと思います。さもないと本当に身動きが取れないようにどんどん自分を追い込んでいってしまいます。

普通の人だったら、どの辺で線引きをし、割り切るだろうかと冷静に考えてみてください。何も普通の人とまったく同じ行動をとれとは言っていません。あくまでも参考にしてくださいということです。たぶんこの辺だろうなと何となく思うところがそうなんです。それを参考にして、どうか汚染の範囲を拡大させないでください。

それは間違った脳が勝手に反応し、これ以上は汚くはないというストッパーの役割を担っている脳のある部分が誤作動を起こしているために、これも汚いあれも汚いと思い込んでいるだけなのです。ダムを思い浮かべてください。ダムは水量を調節するために水をその場でせき止めていますが、この病気の人はダムの水門が開きっぱなしになっているのです。ダムが決壊しているような状態なので、汚染の範囲が次々に拡大していくのです。止めようと思っても脳内で勝手につながっていくために止められないのです。そのことをよく心に留めておいて、ぜひともどこかで線引きをしてください。

いきなりバサッとやることが難しければ、最初はできるだけ、汚れ本体から遠いものから切っていき、徐々にそのラインを本体に近づけていくやり方をとってもいいと思います。その際、第4章の不安階層表を活用するのも一つの方法です。

とにかく少しずつでもいいから遠くのダムから水門を閉める努力をしてください。普通の人はそれが自動的にできるのですが、この病気の人は、辛いことですが、自分で意識して努力しないと改善しないのです。

◉鉄則22：強迫性障害は、一言で言えば間違った思い込みである

時代の流れとともに、常識が変化することってありますよね。

例えば、戦時中はとにかく戦争に勝つことを目標に国民が一丸となって戦っていました。残念ながら、そのためには敵陣を武器弾薬で攻撃し、殺し合いをしなければなりませんでした

が、その当時はそれが当たり前だったという面もあり、大多数の人はそのことをお国のため、戦争に勝つために良かれと思ってやっていましたし、学校などでもそういった教育を施していたと聞きます。

しかし、戦争が終結し、このような悲劇を二度と繰り返してはいけないという風潮に変化し、何を良しとするかの指針みたいなものもすっかり変わってしまったと思います。最近は、その時計の針が少し戻ろうとしているようですが。

もちろん当時も戦争に疑問を抱いていた人もいたでしょう。しかし、多くの人はその「刷り込まれた思い込み」により、戦うことを良しとしていたと思いますし、戦争に非協力的な言動をとる人は逆に罰せられる対象になっていましたが、現在ではそちらの思想の方が普通で、戦争を良しとする考え方の方が少数派なのではないでしょうか。

これは非常に大きなテーマですが、日常の些細なことでもこんなことがありました。

例えば、私が中学生の頃は、クラブ活動中、水を飲んだらバテるからという理由で途中に水分をとることは許されませんでした。

なので、喉がカラカラに乾き、練習が終わってから一気に何リットルも水やお茶を飲んでいました。これって、今の常識とは違いますよね。今は、運動中であってもこまめに水分を補給することが身体にとっては必要なことであるというのが常識になっています。

また、私が子どもの頃はお風呂に入った時に、親から「肩までしっかり浸かりなさい」と教えられましたが、今ではそこまでお湯に浸かる必要はなく、胸くらいまでよい、むしろそんなに深々と入ったら心臓に負担がかかってよくないなどと言われています。

このように、その時はそれが正しい行いだと信じていたとしても事実とは違うということがあり、強迫性障害もこれと類似しているような気がします。何らかの間違った刷り込まれた思い込みを重要視し、現実が見えなくなり、その間違った思い込みと必死に戦っている様が強迫性障害の姿だと思います。ですから、今現在、そうしなければいけない、そうすることが自分にとっては正しいと思っている感覚を今一度疑ってみてほしいのです。

要は、本人の誤解さえ解ければこの病気は良くなります。その時はその考えがさも正しいことのように感じられますが、それは本人の間違った、あるいは行きすぎた思い込みなのです。

強迫性障害は間違ってインプットされたメモリーが脳に留まり、それがアウトプットされ続ける病気なのです。これは一言で言えば、間違った脳の思い込みなのです。

◉鉄則23：強迫観念は、何がなんでも本人に疑念を植え付けようとしてくるから気をつけて！

鉄則17と類似した表題になっていますが、とにかくこの病気はしつこく同じことを何度も言ってきますから、私もしつこく同じことを言わせてもらいます。

患者は、必死になって、強迫観念と戦います。

とにかく強迫観念が恐ろしいことを言ってきますから、病気だとは認識していない最初の頃は、言われるがままに従ってしまいます。そして、これはもしかしたら自分だけに起こっている特別なことなんじゃないかと思い、病気だという認識すら持てずに苦しんできた方も多いと思います。

私もそうでした。

確か二十歳くらいの時に、この症状は一体何なんだ、なぜこんなに苦しいのか、頭がおかしいのではないか、などといろいろ悩んだ末に近くの精神科医を訪ねたことはこれまでの本にも書かせていただいていますが、とにかく苦しかったので、一度相談してみようと思ったのです。

しかし、その期待はあっさり裏切られる羽目になりました。

私の症状を一通り聴いた医師は、あまり聞いたことがない、よくわからない、とにかく精神安定剤を出しておくから飲んでみてという、何とも言いようのない診断でがっかりしたのを覚えています。今から二十五年以上も前の話なので仕方がないところもあると思いますが。

その薬は一錠だけ飲んで、後はすべてごみ箱に捨てました。

「こんな錠剤で、なんでこんな複雑な症状が改善するねん」と思ったからです。

しかしながら、その医師が診察中、ポツリと「強迫観念みたいなものかな？」と言ったことだけはファインプレーだったと思います。ただし、その言葉を発しただけで、それが何なのか、どうしたら良くなるのかといった説明は一切ありませんでしたが、その言葉だけは記憶に残っていました。

後日、私は藁にもすがる思いで、忘れもしません、大阪の中心地、梅田にある紀伊国屋という大型書店に入り、何かないかと探していると、なんとそのものずばり「強迫観念」という文言が背表紙に書かれている本があるじゃないですか。

びっくりして、その本を開けて読んでみると、「これだ！　自分はこういう病気（その著者は病気とは言っていなかったと記憶していますが）だったんだ」とそこで初めて知り、その本を買って貪るように読みました。

その本は、末尾の参考文献にも書いていますが、森田正馬著『神経衰弱と強迫観念の根治法』（白揚社）という本で、まるで自分のことが書かれているようにすら感じ、少しほっとしたのを覚えています。

よく見ると、この病気に関する書籍は、この本だけではなく、当時でも何冊かありましたので、私は片っ端からそれらの本を読んでいきました。

本を読むことによって、なるほど、この病気の正体はこういうことなんだとなんとなくわかるようになり、これなら自分でもできるかもと思い、いろいろと実行してみましたが、やはり怖さが半端ではないので、そのたびに私は本を何度も読み返し、自分に大丈夫だと言い聞かせていました。

ですから、私が良くなったのは、あくまでも私個人の場合ですが、医師の力でも薬の力でもなく本の力だったのです。私が外出の際も持ち歩き、読み返していたのは上記の本ともう一冊の二冊だけでした。もう一冊については、鉄則37で後述します。

私は、仕事前の少しの時間や、怖い時は、同じところを何度も何度も読み返しました。自分が重要だと思ったところには蛍光ペンでマーカーをし、そこばかりをひたすら読み返していました。しかしながら、強迫観念もしつこく、本を読んで大丈夫と自分に言い聞かせられたかと思うとすぐにそれらを真っ向から覆すようなことを囁いてきました。

本を読み、少し落ち着く、納得する、しかしまたすぐに強迫観念が浮かぶということを一時期繰り返していました。私はその時、本当に必死になって闘っていました。絶対に本に書かれていることの方が正解だ、強迫観念の言ってくることの方が間違っていると思おうとしても、強迫観念は徹底的にこちらの心に疑念を植え付けようとしてきました。

それはそれは実に巧妙と言うか、たとえこちらが九〇％以上押し切っていても、残りの一〇％から一気に巻き返しを図ってきます。

「本当にそれでいいのか？」と。

私はそれでも必死になって頑張りました。

言葉は悪いですが、「くそったれ、強迫観念なんかに負けてたまるか」と。これはただの強迫観念で、間違った信号が脳から送り続けられているだけだと自分に言い聞かせました。

その繰り返しで、徐々に良くなっていったと思います。

このように、強迫観念は、最後の一滴まで吸い取ろうと必死になって攻撃をかけてきます。何がなんでもこちらの考えに疑念を植え付けようとしてきますから、その言葉に騙されないように気をつけてください。

◉鉄則24：同じところ、気になる箇所を何度も見てはいけない

これは以前、私がC型肝炎という病気を患っていた時の強迫観念の話です。

二十代前半から中盤にかけての健康診断では、まったく何の異常も見られなかったのですが、二十代後半の健康診断の時、肝臓の数値が高いので要精密検査という知らせが来ました。

当時の私はお酒も飲んでいなかったし、なぜ肝臓の数値なんかが高いのだろうと思いながらも再検査を受けました。その後しばらくは、再検査を受けたことも忘れるくらい気にも留めていなかったのですが、結果が送られてきて中身を見た時には一瞬何のことが書かれているのかよくわかりませんでした。

「病名、C型肝炎につき、直ちに病院で治療してください」というようなことが書かれてあったと思います。

「C型肝炎？　なんじゃそれ」って感じで、その時は未だその病気の恐ろしさを知る由もなく、「まあ、一応病院に行けと書いてある以上、一回行っとくか」くらいの軽い気持ちで後日病院を訪れました。そこで告げられたことは想像をはるかに上回っており、とても二十代の自分には受

け入れ難いものでした。

それはウイルス性の病気で、血液中および肝臓にC型肝炎ウイルスが存在し、急激には進行しないものの放っておくと肝炎（文字通り肝臓が炎症を起こしている状態）から肝硬変（肝臓が硬くなり、この段階で死に至るケースもあります）へと移行し、やがては肝細胞がん（肝がんや肝臓がんとも呼ばれています）になり、やはり死に至る可能性がある病気であるとのこと。

「原因は何なんですか？」と訊いたところ、血液を介して感染する病気だから、もし輸血の経験がないのなら、昔の予防接種などの際に注射針を使い回ししていたことなどが考えられますとの返答でした。

私は輸血の経験はありませんし、考えられるのはやはり予防接種か、あるいは町医者でも昔は注射針を一回ずつ捨てていませんでしたし、もしかしたらそこで感染してしまったのかもしれませんが、今となっては原因を特定することはほぼ不可能だと思います。

なお、現在ではC型肝炎、B型肝炎（B型肝炎の方が感染力が強く、母子感染や性交渉でも感染する可能性があると言われていますが、B型肝炎の場合は自然にウイルスが消滅してしまうこともあるそうです）とも、輸血の経験がある人などは、国から損害賠償金を得られる可能性があります。

医師はインターフェロンによる治療をすれば、完治する可能性があると言いましたが、そのインターフェロンの副作用が半端じゃないことも告げられ、そのためにも最初は入院して対処するという選択肢もあるとのことで、何か話が一気に大きくなっていき、「どんな副作用なんですか?」と訊くと、インフルエンザみたいな状態で、高熱、吐き気、頭痛などがひどい、しかも、そのインターフェロンを週に三日、半年間も注射により体内に注入しなければならないとのことでした。

インターフェロンとは、人間がインフルエンザや風邪のウイルスに感染した時に自動的に体内で作るものを何百倍か何千倍にしてできた抗ウイルス作用のある液体を意図的に体内に注射で入れるというものだから、高熱が出たり、吐き気がするのは当たり前だという説明を受けました。

私は、この医師の言うことが一〇〇%は信じられないほどのショックを受けたので、セカンドオピニオンの意味合いも含め、とりあえず行きつけの内科医に相談しましたところ、「そんなのうちの患者さんでも何人かいますよ。インターフェロンなんて身体に負担のかかる（メチャクチャしんどいよ、と）ことをしないで、経過を観察する程度でいいよ」と、先の医師とは違った返答が返ってきたのです。

私にとっては、こちらの医師の診断の方が自分にとって都合が良かったので、一旦はこちらの町医者の言うことに従おうとは思ったのですが、先に言われていた大きな病院の医師の言うことも完全には無視することができませんでした。もしかしたら若い年齢で死んでしまうかもしれないという一抹の不安を拭い去ることができなかったのだと思います。文献などをいろいろ調べましたが、「やはり放っておいては危ないかも」というのが正直な感想でした。

そこで私は再び大きな病院を訪ね、改めて質問をしました。「町医者からはこういうふうに言われていますが、本当のところどうなんですか」と。すると医師は、「このまま放置すれば確実に悪化するでしょう。早ければ向こう十年以内に命を落とすことになるかもしれません」と言いました。あまり短くはないにしろ、一種の余命宣告のように私には受け取れました。テレビドラマなどではよく見ていましたが、まさか自分が、しかも二十代で余命を宣告されるなんて考えもしていなかったので、ものすごくショックを受けました。

余命宣告を受けるってこういう感覚になるのかと絶望的になり、姉にそのことをファミリーレストランで告げると、涙が一気に溢れ出てきました。なんでこんなに次々に苦労をしなければいけないのかという悔しさみたいなものもあったと思います。十代で母親を亡くし、その直後に姉は嫁ぎ、頼りない父親と二人きりの生活となり、毎日の食事や家事がおろそかになり、やがて家の中はどんどん汚くなっていきました。「男やもめにウジが湧く」とはまさにこのことかと痛感しました。そこへ、強迫性障害という病気を患い、おまけにC型肝炎だなんて、関西風に言うと、「なんでやねん」という気持ちになっていました。

しかし、いや、私にはまだ治療による完治の道が残されているだけよかったのではないかと現実的に考え直すようにしました。そして、私はC型肝炎の完治を目指して、インターフェロンなる治療を受ける決意をしたのです。

その前に保険の適応を判断すべく、肝細胞検査を受けることが必要とのことでしたので、一泊二日の入院によりその検査を受けましたが、これもまた麻酔をしているとはいえ、普通の注射針の何倍もの太い針をピストルのような機材で右脇腹から打たれるので、その衝撃は想像以上のものでした。この時は、なぜ自分はこのような仕打ちを受けなければならないのかといった運命を呪う気持ちすら湧いていました。

結果はやはり肝細胞が炎症を起こしているとの診断で、保険適応によりインターフェロン（保険が効かなければ私にはとても払える金額ではないほど高額な薬です）の治療が開始されることとなりました。

インターフェロンを打った初日の夜にその副作用はやってきました。打ったのは日中で、その後普通にバスに乗って帰宅し、普通に晩御飯を食べ、特に何も変化は起こらなかったので、「なんや、何もならへんやん」と思ったのですが、夜には副作用が襲ってきました。それは想像をはるかに超えるもので、悪寒により全身ブルブル震えるわ、気持ち悪くて吐きそうになるわ、焦燥感により気が変になりそうになるわで、それまでに味わったことのない身体的な苦痛を感じました。

最初の二週間は毎日打たなければいけない決まりになっていましたので、何とか死にもの狂いで四日間は耐えましたが、もう限界と感じ、医師に症状を告げますと、「そこまで無理してやることは逆に危険ですから止めましょう」ということになり、治療は一旦ストップすることになりました。

注射を止めたにもかかわらず、その船酔いしたような状態は一カ月以上続きました。あの時は本当に苦しかったのを今でもはっきり覚えています。先生に何とかならないのですかと訊いても、「インターフェロンは体内に四十八時間くらいしかいないはずだから、いつまでもそんなにしんどいはずがないけどなあ」とのこと。

でも実際にメチャクチャしんどかったのです。気が狂いそうなほどしんどかったのです。

余談ついでですが、その時、インターフェロンの副作用の中に、うつ病を誘発する可能性があるという記述があったことを思い出しました。

私は、「こんなにしんどかったら、うつ病にもなるわ」と思っていましたが、副作用については個人差がかなりあるみたいです。

現に病院の待合室というか廊下で、待ち時間が暇だったので、傍にいたおばさんに、「あのー、副作用の方はどうですか」と訊いたところ、「わたしは大丈夫やで、今日もこれから仕事やし」とケロっとして言っておられました。私は、「へえー、副作用は人によってこんなに違うんだ」

とそのおばさんを見て改めて思っていました。また、別の男性（私よりも少し年上くらいの同じくC型肝炎患者）にもいろいろ話を訊いていたところ、突然、「ちょっと待ってて」と言って、自動販売機で温かい缶コーヒーを二本買ってきて、一本を私に「これよかったらどうぞ」と差し出してくれました。私は、その男性の優しさに思わず胸が熱くなりました。同じ病気、同じ苦しみを抱えている者同士だからこそ余計にジーンときたのだと思います。この方からはその時、奥さんがまもなく出産を迎えるとのことで、前向きなお話を聞き、自分にも希望というか勇気をもらいました。このように、私は病気に関する情報が得たくて、こちらから積極的に他の患者さんに話かけていっていました。

インターフェロンが打てなかったらこの先自分はどうなってしまうのか、徐々に病気が進行していくのを見守るしかないのかといったことを医師に訊くと、そっけなく、「じゃあ、ベータ型のインターフェロンを試してみましょうか」との返答。「何ですか、そのベータ型って」と訊き返したところ、先に打ったインターフェロンは、アルファ型で注射で打っていましたが、ベータ型は点滴による体内注入で、アルファ型よりも副作用が少ないとのことでした。私はそれを聞き、軽い怒りを感じました。そんな選択肢があるのなら、なぜ初めに言ってくれなかったのか、と。

でも、ベータ型の方が点滴という時間と肉体的負担がかかるものであること、アルファ型よりもさらに薬価が高いことなどを勘案して、医者はまずアルファ型を使うというマニュアル通りの対応をしたのではないかと思っています。そのような経過を経て、再度、ベータ型によるインターフェロンを打ちましたところ、やはり副作用は格段に少なかったので、これで六カ月間治療を続ける決心がつきました。

しかしながら、仕事を終えてからの週に三日の点滴はかなり辛いものがありました。一回に約一時間ほどを要しますので、非常に面倒くさかったのですが、消炎鎮痛剤さえ飲んでいれば副作用をほとんど感じない程度に抑えられていたので仕方がないと思い、何とか六カ月間治療を続けましたところ、幸いにも私の場合は、完全にウイルスがいなくなったのです。治療終了後一年間に及ぶ血液検査により、完全にウイルスを退治できたことが証明されたのです。

私は、そういう意味ではまだラッキーでした。ウイルスの量が多い人やウイルスの型（何種類かあるようで、薬が効きにくいタイプがあるそうです）の違いなどにより、六カ月の治療でウイルスを完全にやっつけることができずに何度もインターフェロンによる辛い治療を余儀なくされている方もおられました。今では、治療法が飛躍的に進んでおり、患者さんの負担がかなり軽減されているみたいですが、当時はそういった方法しかなかったのです。

さて本題に戻ります。

その時、私が恐れていたことは、この病気が血液を介して人から人へ感染してしまう可能性があるということでした。そのため、自分の血液に異常なまでに神経を使い、ヘトヘトに疲れてしまっていたのです。

例えば、冬場は自分の指先や唇などが乾燥でひび割れる場合があり、そこからほんの少し出た血液によって誰かに感染させてしまうのではないかとか、顔の破裂したニキビのようなものから血が出て感染させてしまうのではないかといったことに異常なまでに神経を尖らせるようになったのです。

気がつけば、日常生活全般において自分の血液に過剰な反応を示すようになり、非常に窮屈な思いをしていました。ふと壁に手を擦ってしまったときは、「ん？ もしかしたら切れたかも。もし切れていたらその傷口から出血して誰かに病気を移してしまうかも。しまった、うかつだった」と思って、その擦れた箇所をまじまじと見るのです。

一回目にパッと見た感じでは出血はしていない。しかし、よく見直せばもしかしたら少し遅れて血が出てくるかもしれないと思いもう一度見る。まだ、大丈夫。しかし、そこで強迫観念がもう一度見ろと命令を下してくるのでそのままその声に従い、私はさらにその箇所を見ます。すると間違った脳が動きだし、「何となく赤っぽく見えるなあ。これはもしかして血ではないのか？」という疑念が湧いてきて、やがてはもうそれは血だという判定が下るのです。

そうなると、もう現実なんかそっちのけで、早く絆創膏を貼らなければいけないという観念にのみ囚われ、一気に冷静な判断力を失っていき、必死になって絆創膏を探したこともありました。

このように、血が出ていないかどうかを確かめるべく、自分の手などをまじまじと眺めていると、実際は切れていないのに、あまりにも凝視しているため、事実とは違ったジャッジを下してしまうのです。

私の場合はC型肝炎ウイルスを自分から人に感染させてしまうことを恐れていましたが、逆にエイズウイルスやB型肝炎ウイルスを人から感染させられることを極端に恐れている人もいます。

ここまで私のC型肝炎の体験について書いてきましたが、つまり言いたかったのは、同じところをじーっと何分も（何度も）見ていたら、パッと見ただけでは気づきもしないような些細なところに目が留まり、そのことを過大評価し、現実離れした結論を導き出してしまうので、そういう行為は止めておかなければいけないということです。

強迫性障害の人は、念入りに確かめたいがために、何度も同じところを確認したり、頭の中で何回も記憶をたどったりしますが、その行為が良い結果をもたらすことはまずないと言えます。そうした結果、自分にとって最も都合の悪い結論にたどり着き、慌てふためく羽目になるのです。

したがって、大事なことは、最初の一、二回見て大丈夫なら大丈夫だと割り切る姿勢をあらかじめ持っていなければならないということなのです。さもないと当時の私のように、途中から強迫観念が参戦してきて、どう考えても間違った答えを導き出してしまう可能性が高いからです。

くれぐれも同じ箇所を何度も凝視したり確認したりしてはいけません。
そうすることが、あなたにとって、良い結果をもたらすことはないからです。

◉鉄則25：確認を一回で終わらせられるかもしれないコツ

例えば、出かける際に、部屋の照明のスイッチを消すとします。

普通の人は、例えばスイッチが二個並んでいたとすれば、パパっと連続的に消してさっさと出かけます。しかし、一部の強迫性障害の人は、スイッチを消した後に、「ん？　今、本当に消したかな？」という疑念が湧きます。例の、脳からの間違った信号が送られてくる瞬間です。

確かに、見た目には部屋の電気は消えています。しかし、これで本当に消えているのかな？という思いから、再度スイッチを入れます。するとまた部屋が明るくなります。

「ああ、先程のはやはり消せていたのだ」と思い、消します。するとまた不安がよぎり、先程と同じ行為の繰り返しが延々と始まってしまいます。スイッチをパチパチと点けたり消したりの連続で、その場から離れられなくなり、やがてはヘトヘトになってグッタリしてしまいます。これは、ガスストーブや石油ストーブなどあらゆるもののスイッチにも共通して言えることです。

そこで、これは有効な手段かどうかその人によっても違うかもしれませんが、確認行為を一回で止められる可能性を高めるコツとして一つ説明しますと、普通の人と同じように無意識にパパっと消すのではなく、消す前に気持ちを落ち着かせて、まず現在スイッチがオンになっていることをゆっくり確認します。そして、そのことを十分に認識したうえで、あくまでもゆっくりとした動作で一つずつ丁寧にスイッチを消してください。

そこで時間をかけることによって、結果的に短い確認時間で済む可能性があるのです。

何気なく無意識にやってしまうと、その動作の記憶があまりありませんから、すぐに「あれ？　やったかな？」という疑念が湧きやすいのです。

ですので、確認を一発で決めるためにも、消す前によく現在の状況を確認し、その状態を脳に焼き付け、落ち着いてゆっくりと消してください。

必ずとは言えませんが、こうすることによって、確認が一回で終了できる確率が上がる可能性があります。

◉鉄則26：数字にこだわらない

強迫性障害の人の中には、数字に過度にこだわっておられる方がいるのではないでしょうか。例えば、四や九、四十二など。

これらの数字は普通の人たちでも比較的気にはしてはいますが、普通の人たちはその数字を必要以上に怖がったりしませんし、それを避けることに特に苦痛や不自由を感じていません。しかし、強迫性障害の人は、何がなんでもそれらの数字または自分が嫌だと思っている数字を避けようとして必死にもがき苦しみます。

また、普通の人も嫌がるような数字だけではなく、本人特有のこだわりのある数字があるかもしれません。例えば、七という数字にこだわっていたとしましょう。そして、何らかの強迫行為を毎回七回やらなければいけないと思っているとすれば、強迫性障害の可能性が高いと思われます。七は通常ラッキーナンバーで、もしかすると強迫行為を七回やると強迫観念を消せると思い込んでいる人がいるかもしれません。

しかし、強迫性障害の恐ろしいところは、七回だけに留まらないことなのです。七回で気持ち良く強迫行為が終わらなかった場合、八回や九回ではなく、いきなり七十七回という数字に変化することがあり得るのです。そういう厳しい指令が脳から下るのです。それでもうまくいかなければ、さらに次の数字が七七七回になる場合もあるのです。

次は七七七七回とその数字はネズミ算式に増えていき、とても手に負えない状況になってしまいます。その場合、本人にとって重要なのは、桁数ではなく七という数字なのです。こうなってしまうと、自分でも止めることが不可能になり、気持ちは焦り、止めどなく強迫行為をやらなければいけないため、精根尽き果ててしまいます。最初に七という数字に囚われてしまったために、その後の無間地獄につながってしまったのです。また、数字に関する強迫行為をしている過程で、強迫観念が数字から他のものへと移行してしまう可能性があります。実はこれも非常に恐ろしいことなのです。なぜかと言いますと、数字に遭遇する機会は日常生活において多々あり、その数字に引っかかってしまうことが強迫性障害の泥沼への入口になり、無間地獄にはまるきっかけになりやすいからです。

数字の強迫観念をそれ用の強迫行為により消せたとしても、その後、数字以外のものへと強迫観念の対象が変わってしまうことが私にもよくありました。数字にさえこだわらなければ、複雑な強迫観念にまで到達することはなかったのに、つい数字にひっかかってしまったがために、強迫行為を繰り返しているうちに強迫観念がとても手に負えないモンスターに変身したということが多々あったのです。まさに数字にこだわることは、地獄の一丁目のゲートをくぐってしまうことになりやすいのです。

だから、この病気の人は、少なくとも十分に良くなるまでは、数字にこだわった行動をとってはいけません。もちろん、強迫性障害の人でも、自分はそんなことにはまったくこだわりがないという方は構いませんが、囚われてしまう可能性がある人は気をつけてください。

所詮、数字はただの数字で、数字そのものに意味合いはありません。

◉鉄則27：被害者意識を捨てるべし

「こんなひどい人、他にいないでしょう?」や「なんで自分だけがこんなことに気づいてしまうのでしょう?」、はたまた、「なぜ、あんなところで立ちションをしているのか、立ちションをしているヤツが悪い」

いずれも、相談者の声です。

何か気づきませんか?

そうです、どれも非常に被害者意識が強いのです。

私はこれらの発言には真っ向から否定をします。

確かに、自己を憐れむ気持ちはわからないわけではないです。一向に良くならない病状、苦しい、辛い、なぜ自分だけがこんなに辛い症状に苦しまなければいけないのか、といった言い分はわからないわけではないのですが、この自己憐憫が実はくせ者で、治りを遅くしている原因にもなっているのではないかと私は思っています。

考えてもみてください。この病気の人は世間が思っているよりも患者数が多いのが実情で、自分以外にもさまざまな症状で苦しんでいる人がいる、そして、それはもしかしたら皆さんよりも重い症状かもしれないのです。

何を根拠に自分の症状が一番重いと決めつけているのでしょうか。

そういった心のゆとりがないのもわかりますが、「私だけが……」というような自己憐憫はいただけません。自己憐憫は結局、自分の殻に閉じこもってしまうことになりますから。

「自分だけが気づいてしまう」にしても、決して自分だけではないかもしれません。同じような症状に苦しんでいる人は少なからず同じようなことに気づきます。床に見える茶色いものは便ではないのか、赤っぽく見えるものは血ではないのかといった捉え方をする人は、少なくとも一人ではありません。

立ちションは、確かに反社会的な行為と言えるかもしれませんし、昔に比べて随分減ったとはいいえ、未だになくなったわけではありませんので、目の当たりにする機会はあると思います。

だからといって、そんなことに腹を立てていても仕方がないのです。それは、決して社会からなくならないのですから、仮に見てしまったとしても、そのことを恨むのではなく、スルーできるような自分自身を養ってほしいのです。さもないと、いつ何時またいろいろな現象をその敏感すぎるセンサーで捉えて、恨んだり、憎んだりといったことを繰り返すかわかりません。

私は最近、早朝に自転車を運転していて思ったことがあります。現在では自転車は歩道ではなく車道を走らなければいけないことになっていますが、つい歩道を走ってしまうことはないでしょうか。本当はいけないのですが、車道が危ないと思った時についそうしてしまいます。

そんな時、まだ夜も明けない暗い時間に自転車で歩道を走っていると、前から歩いてくる人を発見します。当然こちらが避けなければいけないのですが、一瞬、「えー、なんでこんな早い時間にこんなところ歩いてるねん」ってつい思ってしまうのです。しかし、正しいのは向こうの歩いている人であって、歩道を自転車で走っている自分ではないのです。私は一瞬、「あ、これって何となく強迫性障害患者さんの主張に似ているのではないか」と思いました。

悪いのは歩道を歩いている人ではなく、歩道を自転車で走っている自分なのに、たまたまその場で何か自分にとって不都合なことをしている人を発見してしまい、「なんで自分が見ている前でそんなことをするのか、なんて運が悪いんだ」と思うというのは、「自分だけが」と思い込む強迫性障害患者さんと非常に酷似しているように思えたのです。

問題は決して外部にあるのではなく、内部、つまり患者さん自身にあることをどうかわかってください。入浴もせず、汚い格好で、街を歩いている人もいるかもしれません。確かにそういう人の方に全く非がないかと言えば微妙なところですが、現実問題としてそういうことはなくならないと思われますので、こちらがどう反応するか、どう対処するかしか、こちらにできることはないのです。

何もそういう人や物などにこちらからくっつきに行けと言っている（さすがにこれは普通の人でも嫌でしょう）のではないのですから、もう少し柔軟に捉える感覚を持ってほしいのです。

一言で言えば、過剰に反応しすぎているのです。

そんなこと言われても、勝手にそう感じてしまうのだから仕方がないじゃないかというのが患者さんの言い分だと思いますし、その点に関しては理解できます。

しかし、自分で少しずつでもいいから変えていく努力をしなければ、現状は何も変わらないままなのです。外部環境は決して自分の都合の良いようには変わってはくれませんから。

◉鉄則28：最初は視界に入らないように努力をする（知らぬが仏ということもある）

トイレの使用を想定してみてください。

通常、普通の人は、本当に何気なくトイレに入り、用を足し、さっさと手を洗い、出ていきます。女子トイレは知らないのでわかりませんが、男子トイレを見ていると、用を足した後に手を洗わない人がかなりいます。大きい方でも洗わない人がいます。

こんなことを言うとまた気にする人がいるかもしれませんが、大便をした後、ペーパーでお尻を拭いた手には大便が付着しているという説もあります。それくらい便の浸透力が強いということなのですが、石鹸で手を洗えば落ちるとのことですし、仮に付いていたとしても衛生上問題になるほどのものではないと思います。

しかし、普通の人が何気なくやっている一連の行動が、トイレを過度に恐れている人の場合だと全然違ったものになります。まず、トイレに入ると、そこに汚れなどがないか入念に見ます。すると、普通の人では気づかないような便器やその周辺の汚れに気づいてしまいます。

そこがミソなのです。

安心しようとして確かめるから不安に襲われるのです。不安のまま用を足してさっさと出ていかなければいけないのです。よく観察をすればするほど、トイレだけに限らず、「何か自分にとって不都合なもの」を発見してしまう可能性が格段に上がってしまうのです。トイレなんてまじまじと見ていると、絶対汚れっぽいものを発見してしまいますから、そのような人たちは、トイレに入った時からできるだけ中を観察しないように努めなければいけません。不安だから見るのではなく、不安を増幅させないために見ないのです。

最初は意識してやらないとできないと思いますし、気持ちも悪いかもしれません。でも結局、見ても気持ちが悪いのは一緒というか、こちらの方がより不安を大きくしてしまう可能性があります。

ある一点の汚れから始まって、その汚染範囲は次第に頭の中で拡大していきます。だからそうなる前に見ない努力をするべきなのです。

パッと見て明らかにウンチが落ちていなければ、また床が水浸しになっていなければそれでOK、後は見ないと割り切ってさっさと用を足し、トイレから出ましょう。仮にウンチが落ちていたとしても踏まないように気をつければよいのです。

気になるため、十分確かめてから用を足したい気持ちはわからないわけではありませんが、何度も言うように、それをして良いことは何もありません。そういう人たちは絶対に何らかの小さな汚れに気づいてしまうからなのです。

「知らぬが仏」ということもあります。

◉鉄則29：かすかながらでも大丈夫ではないか、何となく大丈夫ではないかと感じたら大丈夫である

強迫観念に襲われ、強迫行為への衝動に駆られた時、一瞬かすかながら「今、駆られている衝動は強迫観念による強迫行為への衝動だからやる必要はない。さっさとこの場から離れるのだ」という声が心のどこかで囁いているのが聞こえることがあります。

これに対して、「いや、このまま放っておくとよくないぞ。気持ちも落ち着かず、仕事や勉強が手に付かないぞ」という嫌なことを大きな声で言ってくるヤツもいます。残念なことに、こちらの声の方が圧倒的に大きく、いかにも正しいことのように迫ってきます。

したがって、どうしてもこの間違った方の声に従ってしまい、強迫行為を行ってしまいますが、現実に正しいのは、先のささやかな方の声なのです。

かすかながらでも大丈夫なような気がしたら、それが正しい答えであり、そのまま放っておいても大丈夫なのです。

あくまでも放っておくというのが条件です。そこで、ああでもない、こうでもないなどと考えを巡らしたり、安心しようとして回想したり記憶をたどったりといった作業はしないでください。また、いつになったら解放されるのかなどと結果が出ることを急いでもいけません。これをすると余計にそこから離れられなくなってしまいますし、強迫観念の声がいつまでも消えにくくなってしまうからです。

大事なことは気持ちを他へ逸らすことなのです。

放っておけば、時間とともにそのかすかな囁きの方が勢力を増してくる実感が得られます。何度も同じことをしつこく言いますが、絶対ここで成果を焦ってはいけません。なかなか成果が出ないもどかしさと恐怖心が消えないことで苛立ってはいけません。苛立つと相手のペースにはまってしまいますから、ゆっくりと待つのです。その感覚を身体で体感し、覚えていくことが重要です。

その経験を少しずつ積み重ねていくことによって、症状が改善されていくのです。

「そう言われても、こんな恐怖心を抱えたままでは何をやっても集中なんかできません」という患者さんの声が聞こえてきそうですが、その恐怖心は幸いなことにいつまでも続きませんから安心してください。

◉鉄則30：頭脳作業よりも肉体作業の方が効果的かも

上記の鉄則29で、「大事なことは気持ちを他へ逸らすことなのです」と述べましたが、その際、できれば何か頭だけしか使わない作業よりも体を使った作業をした方が効果的なような気がします。例えば、スポーツやウォーキングなど。あまり激しい運動をする必要はないと思いますが、軽く汗を流す程度の運動などがいいように思います。体を動かさずにじっとその場にいて、頭だけを動かそうとすると、どうしても強迫観念に気持ちを持っていかれる確率が上がってしまいます。

例えばですが、テニスや卓球、バレーボールなんかは非常に効果的なのではないかと思います。これらの競技は、いずれもボールを介してラリーをしなければなりませんし、展開もめまぐるしく変わりますから、ある意味必死にならなければいけません。そこがポイントなのですが、何が狙いかと言いますと、頭に強迫観念のことについて考える暇（隙）を与えないことなのです。

人間の脳は同時に二つ以上のことを考えることが非常にできにくいように作られているように

思います。ある意味、強迫観念を無視するための時間稼ぎなのですが、少しでも意識が強迫観念に行くことを阻止することができるのならば、スポーツや運動に限らず何でもいいからやるべきです。

一つの場所に留まって、じっとしているとろくなことを考えませんから、できるだけ何かまったく違ったことに取り組んでください。

少なくとも、強迫観念が浮かんだ場所からは移動した方がいいように思います。現場などに留まるとどうしても検証作業をしたくなる衝動に駆られる可能性があるため、考える暇を与えずにさっさとその場から移動した方がよいと思います。

「こんなに症状のせいで疲れているのにスポーツや運動なんかできるわけがない」などと言って、半分寝たきりのような生活を送っている人もいると思いますが、もし、うつ病などの病気を併発しておらず、強迫性障害単体の症状のみならば、寝たきりというのはあまりお勧めしません。布団の上で、堂々巡りをし、どんどん暗い闇へと入っていってしまう可能性が考えられるからです。

無理にとは言いませんが、強迫観念に攻撃をかけられた時は、できるだけ頭を使わないように努め、何でもいいから体を動かしてみてください。

森田療法でも作業療法といって、入院患者に庭の草むしりや掃除、電球の取り換え、その他、何でも気づいたところは率先して修理するなど、できるだけ体を動かすことを推奨していたようです。一部の勘違いをした人や間違って状況を捉えた人などから、森田は患者を無償で働かせているなどと無理解なことを言われたこともあったというような話も本に書いてありましたが、森田氏の狙いもその辺（考える暇を与えない）にあったのではないかと思います。

要は、「ごちゃごちゃ屁理屈ばかりをこねるものではない。もっと体を動かして細かいことに囚われるな」ということではなかったのかなと思います。

◉鉄則31：小さな一歩は大躍進への一歩である

これは、まず比較的マシだと思っている強迫行為を我慢することによって実際は大丈夫なんだという感覚を会得することを意味しています。

簡単なものから着手し、強迫行為を我慢することによって、別に強迫行為をしなくても大丈夫なんだ、何も起こらないんだ、時間を置けば気分に変化が起こるんだということを体得することが目的です。

そして、これは最終的には軽度な強迫観念も重度な強迫観念も理屈や原理は同じであるということに気づくための訓練にもなり得ます。

軽いものでも体感することによって、この病気の原理のようなものを感じることに意義があります。その感覚を足掛かりにして、徐々に重いものへとチャレンジしていくのも一つの方法だと思います。

まず簡単なことから着手する、その一歩が大躍進への一歩となり得るのです。

これは、後でわかったことなのですが、精神療法で言うところの認知行動療法――暴露反応妨害法――の不安階層表の活用に該当するものです。不安階層表については第4章をご参照ください。

つまり、それぞれの不安に感じていることをその恐怖度の高低によりランク付けし、比較的ランクが低いものからやっつけていくというやり方です。

このやり方の良いところは、徐々にやっていくため、患者本人への負担が比較的少ない点と、一つ一つ虱潰し（しらみ）のように解決していくため、いきなり強烈な不安に直面しないからスムーズにやれるという点にあると思います。

認知行動療法ではこの表を患者が作成し、治療者の指導の下、一つずつクリアしていきます。

これは、鉄則3の「大きなものを克服すれば、それ以下のものは気にならなくなる」と相反することのように一瞬聞こえるかもしれませんが、最終目標は同じで、やり方は決して一つではないということなのです。あくまでも最終目標は、一番強い強迫観念を克服することで、そこにたどり着くまでの手段は一つではないということです。

一気に大きなものから退治するか、比較的簡単なものから徐々にやっていくかの違いです。前者は一回で終わる可能性がありますが、直面する恐怖度が半端じゃないのに対して、後者は、時間はかかるかもしれませんが、比較的患者さんの負担が少ないかもしれません。

とにかくあまり堅苦しくこの病気を捉えずに、使える手段は何でも使って、この病気に立ち向かっていく姿勢が重要だと思います。

敵は全力で挑んできますから、こちらも全力で立ち向かっていかなければ勝てないのです。

◉鉄則32：強迫観念に怯えることは、幽霊やお化けに怯えるようなものである

私は幽霊やお化け、はたまた宇宙人やUFOなどまったく信じていない人間ですが、必ずこの手の話になると、幽霊を見たことがあるとか、ひどいのになると、宇宙人にUFOの中に入れられて人体実験をされたなどというものもありますが、このような話は、本人がウソを言っている

のか、単に恐怖心から幽霊やＵＦＯのように見えただけなのかは定かではありません。

でも、私も時おり、暗いところにいて、うっすら何かを見るとそれらしく見えることがありますので、見ようによっては何にでも見えるのではないかと思っています。

要は恐怖心の産物ではないのかと。

現実には存在しないものに対して恐れているところが、強迫観念に怯えるのと似ているのではないかと思います。

強迫観念も現実の世界には存在しない頭の中の産物です。実態がないのです。

本当は何も実態がないにもかかわらず常にそれらに脅かされているなんて、人生がもったいないです。あなたが現在怯えていることは、現実とは何ら関係がないので気に病む必要もないのです。

怯えるから幽霊やお化けが見えるのと同じで、強迫観念が何を言ってこようが、「それがどうした」くらいに、どっしりと構えていればよいのです。所詮、実態がないのですから、怯える必要もないのです。

今まで怯えていたことが実は幻想だったと気づける日を信じて頑張ってください。

事実、それは幻想なのですから。

◉鉄則33：不潔恐怖は少しずつ減らしていくやり方の方がよいかも

鉄則21「不潔恐怖には線引きが必要」でも述べましたが、一口に不潔恐怖と言っても、どこからが強迫性障害の不潔恐怖に相当するのか、どこまでなら普通の潔癖症かといった明確な区別は非常に難しいところだと思います。

普通の人でも電車やバスのつり革を極力持たない人もいますし、外のトイレの便座に直に座らない（トイレットペーパーなどを間に敷く）人もいると思います。あるいは、備え付けの除菌ペーパーや、トイレットペーパーに吹き付けて使用する除菌スプレーがあればそれを使用する人、紙製の便座シートがあればそれを敷く人もいるでしょうし、そんなことをまったく気にせずに便座に座り用を足す人もいるでしょう。

普通の人でも衛生観念についてはそれだけの「幅」があるのです。

病気か病気でないかを見極める基準としては、本人がそのことに対して非常に苦痛や不便を感じている、そうすることに要する時間が長い、回数が多いなどが挙げられると思います。

例えば、普通の人でも帰宅したらまず手洗い、うがい（中にはしない人もいると思いますが）

はします。ただし、その回数は通常一回です。でも、一回では綺麗になった気がしないのでもう一回、二回と洗う、そしてそれを繰り返すようであれば病気の疑いが濃いということになります。また、お風呂も多くの人は毎日のように入りますが、要する時間は早い人で十五分くらい、長い人でも一時間くらいなのではないでしょうか。あくまでこの時間は推測ですが、私は早い方なので十五分くらいだと思います。

しかし、これも三時間や五時間といった長時間入って出てこないとなると病気の可能性が高いということになります。ある程度のところで止まっていればまだいいのですが、不潔恐怖の恐ろしいところは、その範囲が次第に拡大していくことなのです。

最初はある場所から始まり、次はその場所に関連する場所、さらにそれに関連する場所といった具合に範囲がどんどん拡大していく可能性があるのです。家の中でも最初はある場所が汚く感じられ、そこさえ避けていればよかったものが、次第に汚染の範囲が家中に広がり、やがては自分のベッドの上だけが唯一綺麗な場所（聖域）になってしまったという人もいます。

不潔恐怖の人に共通している点は、まず何か汚い張本人みたいなものがあり、そこだけに汚れの感覚が留まらずに、それに触れた人、カバン、洋服などが汚いと思ってしまう、まだこの時点だと二次的な災害ですが、さらにその触れた人が触れたもの、触れる恐れがあるもの、行く可能性があるところ、カバンが触れるところ、洋服が触れるところと三次的、四次的にどんどん汚い範囲が頭の中で拡大されていってしまうことなのです。

そうすると当然行動範囲が狭くなっていきます。綺麗だと思っているところがどんどん狭くなり、逆に汚いところがどんどん拡大していくのですから。こうなってしまうと生活に支障が出てくるのは当前で、窮屈で仕方がない生活スタイルになってしまいます。本人もやりすぎているとどこかで感じているものの、汚い、汚染されているという観念がどうしても頭から離れないために、止められなくなってしまうのです。

私は、強迫性障害に立ち向かうタイミングは「今」が一番いいと、これまでの本にも書いてきました。止めるタイミングを見計らっていたら、いつまで経っても同じことを繰り返してしまう恐れがあるからなのです。先のダイエットの話と同じ原理です。

また、できることなら鉄則3の「大きなものを克服すれば、それ以下のものは気にならなくなる」の通り、一番大きい敵（強迫観念）をやっつける方が手っ取り早いとも思っていますが、この不潔恐怖に関しては少し違った見方をしています。

というのは、不潔恐怖の場合は、最初に実際に不潔だと思うものに触った、あるいは触ったかもしれないという事実があるからなのです。その後の拡大については、頭の中で本人が膨らませたものですが、最初はとにかく事実として、感触として残っている点が他の強迫観念と少し異なっている点ではないかと思います。

そういう意味では、強迫性障害の中でも不潔恐怖は治しにくいカテゴリーかもしれないと思います。例えば、涜神恐怖の場合だと、神仏などへの間違った認識、捉え方に気づき、頭の中で考えの整理がつきさえすれば、それで解消されるものですが、不潔の場合は、本人が汚いと思うものに最初の時点で実際に触っているという事実がある点が難しいところのように思います。

何が汚くて何が汚くないかの区別は普通の人でも最初に言ったように「幅」があり、ある程度本人が汚いと感じることは仕方がないことだと思いますが、問題はそこから汚染の範囲が拡大していくこと、膨大な時間と労力を浪費してしまうことだと思います。

したがって、不潔恐怖の人には、いきなり大元の汚い張本人のことを「汚くない」などと否定をして、バッサリ今から止めるというやり方よりは、一番遠くにあるところから着手していく漸減的なやり方の方が適しているのではないかと思います。大元の張本人から対応しようとすると、あまりにも刺激が強すぎてパニックになる可能性が高いのです。

つまり、汚染の範囲が拡大していった一番先にある比較的汚染への恐怖度が低い（低いと言っても本人にとっては汚染元と変わらないくらいの感覚を持っている可能性もあります）ものから順番に克服していくというやり方です。

拡大していった範囲を少しずつ縮小していく作業を行います。整理をつけるために紙に書き出すことも一つの方法です。これは先述した認知行動療法の不安階層表に該当するものです。どれなら我慢ができそうか、まずはそこから手を付けていく、そして徐々に範囲を縮小していくのです。また、その順番はいつでも変更していいと思います。

あまり堅苦しく考えないで、あくまでも徐々に慣らしていくというスタンスが重要だと思います。この作業には、努力と忍耐、苦痛が伴いますが（これは不潔だけに限ったことではありませんが）、やらなければ前へ進めないのです。

誰にも迷惑をかけることなく、本人もそのままでよいというのなら、努力をするべきとは言いませんが、そのことによって家族に多大な迷惑をかけている、あるいは、一生このままの生活は嫌だ、ここから抜け出したいと思っているのなら、どうしても努力が必要になってきます。

私は、当人が汚いと思っている根源的なものまで汚くないなどと否定しようとは思っていません。先ほども言いましたように、何が汚い、汚くないという基準は客観的なものもあれば主観的なものもありますし、誰にも迷惑をかけない程度なら別に少々避けようが構わないと思っています。

ただ、しつこいようですが、家族を巻き込んでいる、自分が本当に治したいと思っているのなら、少しずつでいいので努力してほしいと思います。

不潔恐怖はどちらかというと若い時よりも年齢を重ねるほど、なりやすいような気もします。女の子が、小さい時は平気で触れていた父親の体や衣類に年頃になると触れなくなる、洗濯物も分けて洗うなどという話はよく聞きますが、この場合は不潔恐怖、あるいは病気とは言えません。これは、一説には近親相姦を防ぐために備わった防衛本能だとも言われています。

一方、私は家にお風呂がなかったため、物心ついた時から高校二年生まで近くの銭湯に通っていましたが、当時平気でやっていたことが今では少し気持ちが悪いと思うこともあります。

例えば、銭湯の扉を開けたところに積み重ねて置いてある脱衣用のカゴです。当時は何のためらいもなく使用していましたが、よくよく考えてみると、どこの誰だかわからないおじさんやお祖父さんがその日着ていた、あるいは何日も着ていたかもしれない衣服や下着をそこへ入れるのです。もしかしたらそれは汗だくになった衣類や下着かもしれません。

そのカゴを皆が共有し、通常後から来た人は着替え用の綺麗な下着や衣類を入れます。私は、その日の夜家に帰ってからまた着替えるのが面倒なので、就寝用のパジャマもそこに入れていたことがあったと思いますが、その時は何とも思わず帰宅しそのまま布団に入って寝ていましたし、皆が裸足で歩いている脱衣場なども同じく裸足で歩いた足で帰宅して平気で布団の上に乗っていましたが、今冷静に考えると少し気持ちが悪い気がします。

私は銭湯に入ると、まずかかり湯を軽くして、湯船に浸かり、湯船から出て身体や頭を洗い、最後にもう一度温まるために湯船に浸かって帰っていました。その時はそれが当たり前だったのですが、これもよく考えてみれば、銭湯の湯船なんてどこの誰が浸かっているかわかりませんし、もしかしたらかかり湯もせずにいきなり汚れたままの身体で湯船に入っている人もいるかもしれないのに、綺麗に身体を洗った後にまたそこに浸かって帰るのって、せっかく洗った身体がまた汚れるような気もしますし、論理的に考えれば少しおかしいような気もします。

なぜ年を重ねるほど、感覚に変化が現れるかと言うと、子どもの頃にはいろいろな衛生に関する知識がほとんどない、また、目に見えるものだけで判断しているのに対して、大きくなるにつれ、それらの知識が身に付いていき、目に見えない汚れまで気にする範囲が拡大してしまうからなのです。

したがって、衛生に関する情報を耳から入れれば入れるほど、不潔恐怖になりやすい要素を元来人間は持っているのではないかと思います。それが行きすぎた場合に病気の領域に達してしまうのではないでしょうか。

なので、汚れを感じてしまうセンサーはある程度仕方がないと思いますが、その汚れが拡大していく過程においては、不潔恐怖の場合は脳のブレーキをかける機能が弱いのかもしれません。ストッパーが外れているような状態なので、汚れているという思いがどんどん頭の中の関門をスルー（突破）していってしまうような気がします。ザルで水を受けているようなもので、垂れ流し状態になるのです。

このあたりのことは、脳科学的なことも絡んでくるかもしれませんので、もしかしたら薬物療法がうまく作用する可能性があるかもしれません。その辺のことは専門の医師に相談してみてください。

でも、ほとんどの医師は薬オンリーではなく行動療法を併用しようとする可能性が高いと思います。それだけ薬オンリーによる治療効果が低いのだと思いますし、私も薬の効果についてはあまり知りませんが、行動療法を採り入れることには賛成です。

その際、不潔恐怖の場合は、一気にやるよりも徐々に遠くからやっつけていく方法を採択する方が賢明なのではないかということです。

◉鉄則34：にっちもさっちもいかない状況の時は日を改める柔軟性も必要

ある強迫観念に対して、いろいろと強迫行為を繰り返すも一向に強迫観念が消えない、そういう時はないでしょうか。

私が強迫行為としてよく行っていたのは、「そんなことはない、絶対にない、あり得ない」という強迫観念を打ち消すような言葉をひたすら小声に出して言うことでした。人前でも言っていたので、必然的に小声になっていったのだと思います。もちろん、強迫行為はこれだけではありませんでしたが、この言葉で打ち消すことが一番多かったように思います。

強迫観念が浮かぶ、怖い、そこでこの言葉を発するとその強迫観念は消える、気持ちが落ち着く、また強迫観念が浮かぶ、また同じ言葉を発する、落ち着く、ということを気が遠くなるほど繰り返していました。

私にとってはその言葉が魔法の呪文のようなものでした。

しかしながら、強迫観念のいやらしいところは、脅し方を少し変えてくることや（ヤツは、ストレートだけではなく、さまざまな変化球も投げてきます）、一回で済んでいたそのまじないのような強迫行為が一回で済まなくなってくるところなのです。初めの頃は一回で消えていた強迫観念が一回では消えなくなり、二回、三回とその回数はどんどん増えていくようになりました。

そういう時は気持ちが高ぶり、焦りにも拍車がかかってきます。なぜなら、早くその強迫観念を消してしまわなければ、落ち着かないし、その後のやらなければならないいろいろなことに集中できなくなると考えるからです。

そこで、ますます必死になって強迫行為を繰り返すのですが、気持ちが焦っていることも加担して、余計に強迫観念が消えにくくなったり、より巨大化、複雑化してしまったりすることが多々ありました。

そんな時は、今、その場で何がなんでも躍起になってその強迫観念を消してしまおうとするのではなく、一旦消すことを諦めて、今日一日はもう持ったままでいい、また明日やり直そうくらいの少しの心の余裕を持ってほしいのです。

そうでもしなければ、まさに際限のない観念と行為の繰り返しになり、膨大な時間と労力を浪費してしまいますから。その時間と労力を少しでも無駄にしないためにも、無条件に一旦強迫行為を止めてほしいのです。

何も今後一切行為を止めろと言っているのではありません。あくまでも一旦棚上げにするだけなのです。それでも明日まだ同じ恐怖が続いているようであれば、また明日行為をやればいいのです。

ただし、その際もあまりやりすぎないことが肝要です。できれば、前日に行った強迫行為よりも回数を減らすことに努めた方がいいと思います。前日例えば五十回くらい強迫行為をやったと仮定しましょう。そしたら今日は四十五回にするとか、徐々に回数を減らしていくやり方もあります。

少なくとも、最初の強迫行為よりも回数を増やしては意味がありません、それではエスカレートしていくだけです。あくまでも回数を減らしていくことが大切です。

日を改めるもう一つの狙いは、前日の、焦りに拍車がかかっている時の脳よりも冷静な脳で事象を捉えられる可能性があるため、もしかしたらその強迫観念に対する捉え方にも変化が現れるかもしれないことなのです。とにかく強迫観念に襲われ、強迫行為を繰り返し行っている時の脳は熱せられて非常に熱くなっていますから、冷静な判断が非常にしにくいのです。

「うーん？　今日も怖いのは怖いけど、昨日ほどのインパクトは感じない」と感じたら、ぜひとも行為を止めてみる、あるいはもう一日引き延ばす、それが無理なら前日よりも行為の回数を減らす努力を試みてください。

もしかしたら、その強迫観念から解放されるかもしれません。

◉鉄則35：限界まで強迫行為をやってみるのも一つの方法かも

これはあくまでも私の例ですが、私は先述の通り、いつも強迫観念に襲われた時は、「そんなことはない、絶対にない、あり得ない」という呪文のような言葉を発することによって強迫観念を消していました。人前では聞こえないように言わなければいけませんので大変でしたが、強迫観念は実に意地悪ですから、そんな小さな声では聞こえない、ダメだ、というようなことも言ってきましたので、人には聞こえないギリギリのボリュームでその呪文を言っていました。これは、実に神経を使う作業でしたし、当然疲れます。疲れ切ってしまいます。この病気は、ヘトヘトになって精根尽き果ててしまう病気なのです。

時にはそれが何十回にもなり、気が変になりそうになりながら、ようやく強迫観念を消すことに成功したこともありますが、強迫観念は必ずまた襲ってきました。

それは、本書のはじめに紹介した強迫性障害のメカニズム・フローチャートの悪循環の軌道に乗っている状態なので当然と言えば当然だったのですが、その時はただただ必死になって強迫行為を繰り返していたので、その点についてはあまり気づいていなかったのだと思います。

強迫観念は、それはそれは実に巧妙に姿形を変え、いかにすれば本人が嫌がるか、恐れるかを熟知していてそこを突いてきます。それはまるで殴られても殴られても立ち上がるボクサーのように実にたくましいのです。

こちらがいかに適切な強迫行為で立ち向かおうとも、強迫観念の方は意に介さず次の一手を打ってきます。悲しいかな、向こうの方がはるかに冷静なのに対して、こちらの頭は沸騰したお湯のように沸き上がっているのです。これでは勝ち目がないのは当たり前です。

結局この病気はどこまでいっても、この飽くなき戦いの連続なのです。この戦いに終止符を打つのは決して相手ではなく、自分の方です。相手から、「この戦いはもう止めた」とはならないのがこの病気の特徴です。

かといって、強迫行為を止めるのは怖い、難しいから終わらすことができないのではないかと思います。ですから逆説的に一度、思いっきり強迫行為をとことんまでやってみるのも限界を感じるためにはいいかなと思います。

いくら強迫行為を行っても強迫観念は決して消えてなくならないということを実感するためには良い方法かもしれません。最終的には、こちらが止めなければこの戦いは終わらないということに気づくかもしれないからです。

それが、強迫行為をとことんまでやってみることの狙いなのです。

強迫観念が姿形を変えて迫ってくるうちは、まだ最終段階に差し掛かっていないと判断してください。姿形を変えるということは、まだこちらにそれ以上に恐れていることが残されている証拠なのです。

先述したように、強迫観念は最終的にはドローフォーに値するカードを切ってきます。その時がチャンスなのです。そのカードがこちらが最も恐れているカードなので、強迫観念はそれ以上姿形を変えることはないのです。

つまり、そのカードさえ克服することができれば、強迫性障害を克服することができるのです。そのポイントに気づくための一つの手段として、強迫行為をとことんまでやってみるのも方法論としてはアリかなということなのです。

◉鉄則36：どれだけ疲れ果てたとしても、強迫観念は攻撃の手を緩めてはくれないことを認識すべし

これは、皆さんも経験されていることではないでしょうか。

強迫観念が怖くてつい強迫行為をしてしまう。それが一回で成功する時もあれば、延々と続く時もあります。もちろん、続けば続くほど疲れていきます。それはもはや疲労というレベルをはるかに超えて、何と表現していいのかわからないくらいに疲れ切ってしまいます。ヘトヘトになるのです。だからなのか、一部の人はそこで、自分の代わりに家族に強迫行為をやってもらうのではないかと思います。

「もう堪忍してくれ」といくら叫んでも、強迫観念の方はこちらがいかにクタクタになっていようとも一向にお構いなしで、まさに時間無制限で襲いかかってきます。

こちらは極限まで疲れ果て、精根尽き果てているにもかかわらず、強迫観念は「まだやれ」と言ってきます。むしろ、回数や時間を重ねれば重ねるほど、強迫観念の要求はエスカレートしていくことが多いのです。長い時間囚われているほど、こちら側にも余裕が失われていきますし、

強迫観念の内容もより複雑化している可能性が高いため余計に勢いは止まらず、敵の要求は尽きることがないのです。

そんな時は先述した通り、もうその時抱えている強迫観念は消せないと一旦諦めてください。そこで、この先一生、このままの状態を抱えたまま生活しなければならないなどといったことを考える必要もないのです。あくまでも一時的に行為を止めるだけですから。そうしないと本当に向こうはいつまで経っても止めてはくれませんから、何度も口を酸っぱくして言いますが、こちらが止めるしかないのです。

とにかく一旦止めてみてください。

そして、時間や日数を置いてください。

それでもまだ気持ちが悪ければまたその時に再開したらいいくらいに思って、一旦は絶ち切る勇気が必要です。

所詮、どんなに必死になって頑張っても強迫観念は消えてはくれないのですから、行為を繰り返すことは時間と労力の無駄なのです。私の仏壇掃除のご本尊の向き合わせと同じです。いくらやっても納得がいかないのは、現実が間違っているからではなく自分の脳内の感覚がおかしいからなのです。

強迫観念は決して得体の知れない誰かが発しているのではなく、自分自身の脳が発しているため、自分の弱点をどこまでも突いてきます。いつまで経っても終わらないのは実は当然のことなのです。

その当然のことを何とかしようと必死にもがき苦しんでいるのが強迫性障害の姿なのです。状況を改善するためには、その原理をしっかり理解し、行為を断ち切ることが重要になってきます。その際、怖いのは当たり前、でも、その怖さは時間とともに薄れていきますから、できるだけ強迫性障害の悪循環に戻らないように気をつけてください。

強迫観念は再び悪循環に引き戻そうと囁いてきますが、どうか無視してください。その囁きは自分自身が脳から間違った信号を送っているだけなので、実際には何も起こりませんから安心してください。

◉鉄則37：使えるものは何でも使う（私を救ってくれた二冊の本）

強迫性障害は実に複雑で怖い病気です。それは皆さんも重々感じておられることだと思いますが、一方で、基本的な原理原則は実は非常にシンプルであることも確かなのです。

ただ、ある程度この病気の特徴や原理を理解できたとしてもすぐには怖さが消えないところがやっかいなところで、それをできるだけ軽減するためには使えるものは何でも使えばいいと思います。あくまでも合法的なもので、医師の指示が必要なものは指示に従うことが前提ですが。

何せ敵（強迫観念）は全力で襲いかかってきますから、こちらもできるだけ戦力を増強して攻撃力を高め、戦いに挑んだ方が勝つ確率が上がるかもしれないからなのです。

私が使用した武器は何といっても本でした。それもたった二冊の本です。

当時、強迫性障害に関する書籍は今ほど多くはなかったのですが、それでもほとんど全部と言ってもいいほど読みました。

しかしながら（あくまでも私見ですが）中にはひどいものもあり、とても使えるような内容のものではないものもありました。

いろいろ読んだ中で、私が使えると思った本は結局二冊だけでした。一つは先に紹介しました、森田正馬著『神経衰弱と強迫観念の根治法』（白揚社）、もう一つは、ジェフリー・M・シュウォーツ著『不安でたまらない人たちへ』（草思社）です。

私は、この二冊の本をページが擦り切れんばかりに読みました。自分が重要だと思ったところに蛍光ペンでマーカーを引き、最終的にはそのマーカー部分だけをひたすら繰り返し読んでいました。また、時間が空いた時にいつでも開けるように、この二冊は常に持ち歩いていました。

この二冊の本にどれだけ勇気づけられたことか。

この二冊はまったく違ったアプローチの仕方なので、違う角度からこの病気を見つめられたことが相乗効果を生み、より効果的だったのかなと思っています。

森田氏は、自らの経験を踏まえ、人間が本来持っている精神的な面からこの病気（森田氏はあくまで病気という捉え方はしていませんでしたが）に対して素晴らしいアプローチをしておられますし、シュウォーツ氏は医師としての科学的、医学的見地からこちらも素晴らしいアプローチをしておられます。

私は、この二冊の本だけで良くなったと言っても過言ではありません。医者に行くことも薬を飲むこともなく改善しましたが、本だけではなかなか、という方には、他にも医師の存在や薬物療法、認知行動療法、森田療法といった武器があります。

海外では脳外科手術を行っているということも聞いたことがありますが、脳はある機能を司っている部分が損傷を負うと、その機能自体が失われてしまう危険性があるのではないかという危惧を私は持っています。しかし、その点については詳しくはないので触れないでおきます。

有効かそうでないかはやってみないとわかりませんが、強迫観念という強大な敵に立ち向かうには、こちらもできるだけ戦力を増強して、使えるものは何でも使えばいいと私は考えています。

決して藪から棒に何でも使えと言っているのではありません。自分でいろいろ模索しながら解決していける方向に持っていってほしいということなのです。

どの方法がよいかは個人差もあると思いますが、要は最終的にこちらが勝てばよいのです。私でよろしければ、サポートさせていただきます。詳しくは「あとがき」にあるホームページをご覧ください。

◉鉄則38：家族はどういう協力をすればよいのか

この病気は患者本人だけに留まらず、家族を巻き込むという話をよく耳にします。

私が知る限りでは、母親を巻き込んでいるパターンがなぜか多いように思います。そして、通常は子どもの方からではなく、お母さんの方から困っていますという手紙などをもらうことが多いのです。少なくとも、「自分は親に向かって攻撃的になって困っています」という相談を直接本人から受けたことはありません。基本的にそういう子ども側は、状況を外部に漏らすことに抵抗を感じている場合が多いのです。

お母さんから一通り話を聴いた上で、私ができれば本人と一度話がしてみたいと言うと、大概お母さんは、「本人は嫌がっている。本も読むように勧めるがチラっと見てすぐに止めてしまう。医者に行こうともしてくれない。あまりそれらをしつこく言うと子どもが怒りだす」と言われます。

本人と話がしたいのは、いくらお母さんが頑張っても、本人に治す意思がなければ状況は変わらないからなのです。でも、上記のように患者本人が自分の殻に閉じこもってなかなか出てこようとしないケースが見受けられます。子どもといっても本当の意味での子どもではなく、もう結構いい年の二十代から三十代が多いですし、本人が働いていないことも多いです。

病気のせいで働けないという側面もある程度は理解できるのですが、いつも心のどこかで「何、甘えてんねん」という気持ちが働いているのも事実です。もし、親がいなかったらどうするつもりなのか。世の中には甘えたくても甘えられる人がいずに、病気と闘いながら働いている人は一杯います。病気のせいで仕事に支障をきたしていても、生活のためには普通は働かなければいけないからです。

でも、良いのか悪いのか、そういう人たちには甘えられる親がいるから甘えている。甘えているだけならまだしも、時には母親に対して非常に攻撃的になり、家中のものを破壊したり、親に暴力を振るったりする。思い通りにならない気持ちが爆発してしまうのはわかりますが、これを読んでいただいている子どもに当たる方、まず親に暴力を振るうのだけは止めてください。

そして、今までいろいろと自分の強迫性障害に付き合ってくれたことに感謝してください。親もどうしていいのかわからないことだらけなのです。この病気は他人（家族も含めて）が理解しようにも、極めて理解しにくい病気なのです。そこへもってきて、暴力まで振るわれたらたまったものではありません。また、こういう家族の特徴として、なぜか父親の影が薄いような気がしてなりません。

母親だけが孤軍奮闘していて、お父さんについて聞いてみると、子どもと一定の距離を置いていたり、突き放している、あるいは非常に厳しかったりすることが多いように思います。どちらかというと、父親の方がドライで母親の方がウェットなような気がします。だから余計に子どもが母親一辺倒になってしまうのかもしれません。

また、こういう子どもたちは、他人から説教がましいことを言われることを非常に嫌う傾向があります。ですから、例えば私が、「親に甘えてばかりいないで働きなさい」などと言っても反発を食らうだけです。「自分も甘えたくて甘えているのではない。この病気のせいで自立したくてもできない」と言われるのがオチです。言い換えれば、人一倍自尊心が強いとも言えると思います。

でも、親がいなかったらどうするつもりなのか。一生そうやって親の助けを借りながら生きていくのか。順番からいけば親の方が早く亡くなる可能性が高い。そうなったらどうするのか。どこかで状況を変えなければ、いつまでも殻に閉じこもったままになってしまいます。

これまでの相談者の中には、子どもが病気のせいで勉強がはかどらないし（当時は浪人生でした）、私への攻撃もあるというお母さんがおられましたが、現在は大学にも合格し、親元を離れて生活を送っているケースもあります。

ここでもう一つ触れておかなければいけない問題があります。

それは、本人が強迫行為を家族に頼む、あるいは強要する場合があることです。

強迫行為という点では、自分完結型も家族巻き込み型もどちらも同じなのですが、強要する方は文字通り家族を巻き込んでいる分、たちが悪いと言えます。

本人が行為をする場合は、少なくともその行為の意味合いを感じながら（本当はそれが不合理なことも知っています）やっていますが、家族はその代行行為に意味をまったく見いだせずにただひたすら言われるがままにやらなければならないのでさぞ辛いだろうと思いますが、やらなければ本人がうるさいので仕方なくやっているのではないでしょうか。

なぜ、家族に代行行為をさせるのか。

その答えは簡単で、患者本人が単純にその方が楽だからです。気の狂いそうな強迫行為の繰り返しという面倒くさい作業をやらなくても済むからなのです。これが患者側のメリットです。だから患者は、家族に代行行為をさせようとするのです。よほど気を許している人なら別かもしれませんが、この代行行為を他人に頼むことはほとんどありません。それは、本人も自分が言っていることが一般的には受け入れられないことを認識しているからなのです。

また、患者は家族に対して実に細部にわたって指示や命令を出すことが多いですし、それが指示通り行われているかどうかにも非常に敏感になっています。

家族が自分の指示通りにやっていないことがわかると（先述した通り、家族は行為の意味合いをまったく感じていないし、異常な疲労感、徒労感を感じるので、代行行為を割愛しようとすることがあります）、ヒステリックになって、攻撃の矛先が家族に向くこともあります。そして、一度自分の指示通りにやっていないことがわかると、患者の監視体制が強化される可能性もありますので気をつけてください。

でも、私は家族が患者の言うことを一〇〇％聞く必要はないと思っています。

一気に今日から一切の代行行為を止めるなどというのは極端すぎてよくないと思いますが、自己完結型でも強迫行為を減らしていくことがこの病気の課題ですから、やはり親も代行行為を共に減らしていく必要があると思います。

「あなたの言っていることは、まったく理解できないわけではない。でも病気だから、お母さんと一緒に減らせるよう頑張っていこう」とあくまで同じ目線で優しく接してあげてください。上からものを言うと子どもは反発しますから、気をつけてください。しかし、いくら家族であっても患者の奴隷のように動いてはいけません。そんなことをしても何の解決にもならないからです。

できるだけ本人に病気の自覚を促し、この病気について一緒に学んでいく姿勢が必要ですし、二人三脚で歩調を合わせながら一歩ずつ良い方向へ進んでいってください。良い方向というのは、もちろん言われるがままに代行行為を行うのではなく、一緒に本を読んでこの病気に対する理解を深めたり、専門家のアドバイスを聞いたり、場合によっては薬を処方してもらったりすることです。

また、家族の患者への接し方として、これらの代行行為とは逆に、患者自身の強迫行為に対して、「いつまでバカなことをやっているの？　今すぐ止めなさい」などと強い口調で無理解な発言をしたりすることも控えてください。本人もどこかで「おかしい、普通ではない」とわかっているところへ上からドーンと「おかしいから止めなさい」などと言われると、反発するだけで解決にはつながりません。

家族の患者への接し方は難しいところですが、強迫行為を代行する必要はないですし、厳しく叱る必要もないということです。

気をつけなくてはいけないのは、決して間違った方向に子どもさんを導いてはいけないということです。子どもに言われるがままに強迫行為を繰り返していたら、親子ともども泥沼にはまってしまいますから。

◉鉄則39：無条件に信じて突き進んでください

これは、今まさに強迫行為をしたいけれども我慢しているという人のための鉄則です。たぶん、あなたは今、恐怖の真っ只中にいるのではないでしょうか。とにかく落ち着かない、強迫観念のことが気になって仕方がない、できることなら強迫行為をして楽になりたいと考えているのではないでしょうか。

このまま放っておけば、不安で仕方がないし、恐れていることが現実に起こってしまったら大変だ、どうしよう、とパニックに陥っているかもしれません。でもそれはあなただけに起こっている現象ではないのです。少なくとも、この病気の人は一様に皆苦しんでいるのです。程度の差こそあれ、皆同じような症状で苦しんでいます。

強迫観念の言ってくることは本当に怖いのです。これは体験した者にしかわからないほどの脅威です。その時の心理状態を言い表すと、現実世界での苦痛の方がよほどマシなのではないかと思うほどの恐怖に直面するのです。それは、あたかも現実の世界で起こっているかのごとく、超リアルに迫ってきます。顔面や頭にナイフや拳銃を突きつけられているのと同等、もしくはそれ以上の恐怖を感じるのです。まさに生き地獄、生きた心地がしないのです。

そんな状態で冷静になれと言われても難しいとは思いますが、できるだけでいいので、落ち着くように努めてください。これまでの鉄則でも言っているように、ここで焦ってしまっては敵の思うツボです。焦れば焦るほど、ますます焦りに拍車がかかり、強迫観念のウソを見破りにくくなってしまいます。

本当にこの恐怖心は放っておけば薄れていくのだろうかといった疑念を抱いているあなた、安心してください。その恐怖心は時間とともに縮小していきます。

今は信じられないと思いますが、とりあえずは無条件に信じてください。

無理やりでもいいのです。やがて正しい判断ができるようになりますから。

強迫観念に襲われている時、強迫行為をしようかどうしようか迷っている時は絶対に正しい判断はできないのです。どうかそのことだけは心に留めておいてください。

だから、無条件に強迫観念を無視してほしいのです。

信じて突き進んでほしいのです。やがて、これまでの自分が間違っていたことに気づく日が来ますから。

◉鉄則40：決して希望を失わないで！

これまでにいろいろと鉄則という形で書いてきましたが、実行に移せないのならいずれもあまり意味をなさないものになってしまいます。どれも実行に移すことは難しいことはわかっていますが、少しでも良くなるために頑張ってこれまでの鉄則を実行に移してください。

「もうこのまま人生を強迫性障害に振り回されながら生きていくしかないのか」などと絶望的にならないでください。

先述しました通り、この病気に何らかの他の精神的な病が絡んでいる場合は、私も正直治るとは断言しかねますが、もしも強迫性障害単体なら、必ず治ると思います。

なぜなら、この病気以外のことに関する常識や頭脳はあるはずなので、病気に対する誤った認識に気づく力も本来持ち合わせているはずだからです。

この本を読んで、「なるほど」と感じていただけた方もいると思いますが、最大の問題点は、この病気の特徴などについてはある程度つかめてきた、でも怖すぎてどうしても強迫観念に勝てないという点ではないかと思います。

私も相談を受けていて、そこが一番難しいところで、自分が大丈夫だったからあなたも絶対大丈夫だから何がなんでも強迫行為を我慢してくださいとは言い切れない面もあります。

入院している患者さんの緊急時に医師が鎮静作用のある注射を打ったり、一時的に身体を拘束したりするようなことは私にはできかねますので、その辺までは責任が持てないというのが本音ですが、一方で私がこうしたやり方で治ったのは事実ですし、逆にこの方法しか知りません。おそらくですが、私がやってきたことは、鉄則31でも少し触れましたが、精神医学的には認知行動療法の暴露反応妨害法といったものに類似しているのではないかと思っています。

もちろん、私はそのような精神療法を受けたわけではないので詳しいことは知りませんが、たぶんそういった療法を少し荒っぽいやり方で行っていたのではないかと思っています。

その他にも、先述した森田療法なども随分と参考にさせていただきました。

森田療法の創始者、森田正馬氏が著書の中で言っておられた言葉で最も印象に残っているのが、「強迫神経症（森田氏はこの病気のことをこう呼んでおられました）の患者は、誰にでも出て当然の小便を必死になって出さないようにしているようなものである」という言葉でした。少し文言は違ったかもしれませんが、そういう意味合いのことが書かれていました。要は、強迫観念が浮かぶことはいかんともし難いのに、それを浮かばないように必死になっているのだと。

私は本当に「おっしゃる通りだ」と納得したものです。絶対に不可能なことまで何とかしてやりこなそうとするところが患者の間違っているところだと書かれていました。

したがって、私の体験談を参考にしていただくと同時に、その他にも上記のような精神療法や薬物療法（未だに薬がこの病気に効くとは信じ難いのですが、もしかしたら効く場合があるかもしれないことを否定するつもりはありません）などもありますし、決して希望を失わずに前向きに頑張っていってください。

この病気は決して不治の病ではありません。

こんな私でよければ、いつでも相談に乗ります。詳しくは「あとがき」をご参照ください。

第4章 強迫性障害克服のためのワークブック

◉あなたが本当に恐れていることは何ですか?

この章では、皆さんが実際のところ何を恐れているのかを紙に書き出して、改めて自分の症状について再認識することを提案します。

ただし、この作業には苦痛を伴う可能性がありますし、無理してやる必要はないです。ただでさえ恐ろしくおぞましい強迫観念について、紙に書き出すなんて怖くてできないという方は無理にやらなくてもいいと思います。

ただ、一般の方でも悩み事を漠然と頭で考えるのではなく、紙に書き出してみると、悩みの正体をより捉えやすくなる、それに対してどのように対処すればよいのかがより明確になるなどの効果がある場合があります。それを強迫性障害にも適応してみてはどうかということなのです。

皆さんは、大抵の場合病識を持っておられますし、一口に強迫観念と言っても、それぞれの強度に差異があると思います。その中でも何が自分にとって最も脅威なのかはたぶん当人ならわかっていると思います。その辺をより明確にして、この病気に取り組みやすくすることが狙いなのです。

第3章の鉄則3「大きなものを克服すれば、それ以下のものは気にならなくなる」の通り、一番上の強迫観念を克服することができれば、それ以下の強迫観念は気にならなくなるとは思いますし、その方が手っ取り早いのですが、インパクトが強すぎてなかなかできないことが多いので、階層表を作成し、徐々にやっていくことも一つの方法だということなのです。

◉不安階層表の活用

不安階層表を次に掲載しますので、よかったらご活用ください。決してこのフォームにこだわる必要もないですし、自分なりのやりやすい方法をとってください。表に記載があるように、上から最も怖いと感じている強迫観念を書いていき、下へいくほどマシだと思っている強迫観念になるようにしてください。できるだけ簡潔にかつ具体的に書いた方がいいような気がします。

あまりだらだらと長く書いてしまうと、何をターゲットにしたらいいのかわからず混乱してしまいますし、重要なポイントのみを書いた方がいいと思います。

この際、必ずしも下のものから順番に取り組んでいく必要はないです。要は、できるところからやればいいのです。少し理屈っぽくなりますが、仮に五番からできるというのであれば六番以下は書く必要がないとも言えます。いきなり最上階からやる、というのであればそれもいいでしょう。ただし、その分我慢した時の恐怖心は当然強くなります。

そして、克服できた項目から表の右端に○でも√でもいいので、チェックを入れていってください。最終目標は一番上の項目を克服することですが、とりあえずは少しずつでもいいので、不安を減らしていきましょう。たとえ一つでも項目が減れば前進です。

今までよりも、それだけ時間と労力を無駄にすることが減るのです（とにかく、この病気の悪い点は、時間と労力を無駄に浪費してしまうことなのです）。そして、それは喜びにすら変わっていくのです。長年、苦しめられてきた強迫性障害が少しでも軽減されれば、もっと自由に、もっと有意義に人生を送れると思います。

次に不安階層表を掲載しますので、よかったら活用してください。

あくまでこれは一例です。人によって強迫観念の内容は異なりますし、恐怖の程度や順番も違ってくると思います。ご自分の症状に合わせて記入し、着手しやすい項目から挑戦するのも一つの方法です。

不安階層表

※不安の強度が強い順番で記入してください。数は10個にこだわる必要はありません。		
	強迫観念の具体的な内容	チェック欄
1	あなたが最も恐れている最大の強迫観念 (本文の最強のカードに値するものです)	
2		
3		
4		
5		
6		
7		
8		
9		
10	比較的マシだと思っている強迫観念	

不安階層表（例）

※不安の強度が強い順番で記入してください。数は10個にこだわる必要はありません。		
	強迫観念の具体的な内容	チェック欄
1	このまま放っておけば、失明するかもしれない。 あなたが最も恐れている最大の強迫観念 （本文の最強のカードに値するものです）	
2	何かに謝らないとバチが当たるかもしれない。	
3	手を何度も洗う。手洗いに長時間を要する。	
4	ガスの元栓やコンセント、スイッチ、玄関のカギなどの確認に長時間を要する。	
5	人をひいたかもしれないという思いから、現場に戻って確認をしたい。	√
6	血が怖い。赤いものがすべて血に見えてしまう。	√
7	茶色いものがすべてウンチに見えてしまう。	√
8	決まった回数何かをやらなければ気が済まない。	√
9	物の左右対称に異常にこだわる。	√
10	お風呂やシャワーの時間が異常に長い。 比較的マシだと思っている強迫観念	√

あとがき

ここまで本書を書いてきて、お風呂に入っている時にふと思ったことがあるので、「あとがき」として書かせていただきます。

それは強迫観念がゴム風船のようなものであるということです。目一杯膨らんだ風船が強迫観念だとイメージしてみてください。あくまでもイメージです。パンパンに膨らんだ風船（強迫観念）が気に入らないため、何とかして直ちに小さくしようとしますが、その方法は針などの先が尖ったもので突いて破裂させるか、結び目をほどいて中の空気を抜くかしかありません。そうすることが強迫行為だと思ってください。それによって、その風船は破裂、もしくは空気が抜けて小さくなりますが、またすぐに違う風船が現れると仮定してみてください。それが新たな強迫観念もしくは元の強迫観念です。

でも、風船は通常、空気中に放っておけば徐々に空気が抜けていき、やがては小さくなりしぼんでしまいます。それが強迫観念の実態だとイメージしてみてください。何も手を加えなくても小さくなっていくのです。それを慌てて、直ちに小さくしようとして必死になって針を刺したり結び目をほどいたりしている姿が強迫行為なのです。

これを繰り返している間は、次々に風船が目の前に現れると考えてください。そして、風船で一杯になっている子どもの遊び場みたいなところを想像してみてください。それがいくつもの強迫観念に囲まれている状態です。一つの風船を壊したところで風船はたくさん存在します。

しかし、風船（強迫観念）は放っておけばしぼんでいくのです。そして、自然に放置してしぼんでいった風船は再び膨らむことはないとイメージしてみてください。また空気を吹き込めば再び膨らむじゃないかというような屁理屈は今は捨ててください。あくまでもイメージですから。

フニャフニャになった風船が無力化した強迫観念だと思ってみてください。

ただし、風船（強迫観念）は放置していても直ちに形を変えずに、しぼまないところが盲点なのです。すぐに形を変えてくれないので、慌ててその形の変容を試みようと必死になって針を刺したり結び目をほどいたりするのですが、それが間違った行動（強迫行為）なのです。しぼんでいくことを期待して、ずっと眺めていても、風船はすぐにしぼんではくれません。子どもの成長と同じで、少しずつの変化なので、片時も離れずに見ていたら変化に気づかないのです。他人は久しぶりに子どもを見て、「いやー、大きくなったねー」と言いますが、毎日見ている親は子どもの変化（成長）に気づきにくいのです。

でも子どもが確実に成長して大人になっていくのと同様、風船（強迫観念）も徐々にではありますが確実にしぼんでいくのです。ですから、視覚で変化が捉えられなくても、確実に少しずつ形が変化していると信じて、どうか自然に風船（強迫観念）がしぼむことを待ってください。

風船が放っておけば確実にしぼんで小さくなることをしつこいようですが頭の中でイメージし続けてください。それが強迫観念の実態なのです。強迫観念はただの一つの風船だと仮定してみてください。風船が放っておけば確実にしぼんでいくのと同様、強迫観念も放っておけばしぼんでいくのです。

どうか、そのことを常に強く認識しながら行動してもらえることを願います。

そして、話は変わりますが、このたび本改訂版を出すにあたり、有料の強迫性障害（ＯＣＤ）のカウンセリングを始めることにいたしました。これまでにもメールや電話、手紙などによる無料相談は行っていたのですが、本来の仕事をやりながらのことなので、ほぼ毎日のように送られてくるメール（メールと言ってもショートメールだけではなく結構な長文もあります）などにお応えすることに、時間的、体力的にも限界を感じることが多く、思い切ってカウンセリング窓の開設に踏み切った次第です。

常々読者の方々からは、出版社経由で手紙などを頂戴していましたし、インクーネット上で私の連絡先を教えてほしいと尋ねておられるのを目にしたこともあります。ホームページでもあればダイレクトにアクセスが可能になるのになと以前から考えていたところ、このたび出版社の協力を得て、専用ホームページを開設することになりました。

ホームページを見た上で、よろしければ、どんな些細なことでも結構ですからお困りの方はお問い合わせください。

詳しくは、左記ＵＲＬもしくは「田村浩二強迫性障害（ＯＣＤ）コンサルティングファーム」で検索してください。

ＵＲＬ：http://www.ocd-consulting.jp

これからも相談を継続していく手段として、また、より多くの人にこの病気を認知してもらえればという思いから、当カウンセリング室の有益な運営を心がけて参りますので、皆様のご理解をいただきますようお願い申し上げます。

《参考文献》

森田正馬著『神経衰弱と強迫観念の根治法』（白揚社）
ジェフリー・Ｍ・シュウォーツ著『不安でたまらない人たちへ』（草思社）

●著者紹介

田村浩二（たむら こうじ）

1967年生まれ。京都市在住。

幼少の頃から強迫性障害（OCD）らしきものを感じ、青年期に症状が徐々に現れ始め、20代の約10年間この病気に悩まされる。その後、書籍や自分自身の工夫などにより病気を克服。現在は本の執筆や同じ病気に苦しむ人たちの相談を行っている。

URL：http://www.ocd-consulting.jp

実体験に基づく強迫性障害克服の鉄則（増補改訂）

2014年7月26日　初版第1刷発行
2015年3月23日　初版第2刷発行

著　者　田村浩二
発行者　石澤雄司
発行所　株式会社星和書店
〒168-0074　東京都杉並区上高井戸1-2-5
電話　03 (3329) 0031（営業部）／(3329) 0033（編集部）
FAX　03 (5374) 7186
URL　http://www.seiwa-pb.co.jp

ISBN978-4-7911-0880-0